U0000161

失智症患者
想告訴你的事

從感官、環境到情緒，我與失智症共處的日常

What I Wish People Knew About Dementia

From Someone Who Knows

Wendy Mitchell

溫蒂・蜜雪兒——著

楊雅筑——譯

需要學習的藝術是放手而不是遺忘。
當其他東西都消失了，你就能因失去而豐富。

——雷貝嘉．索爾尼（Rebecca Solnit），
《迷失的野外指南》（*A Field Guide to Getting Lost*）

目錄

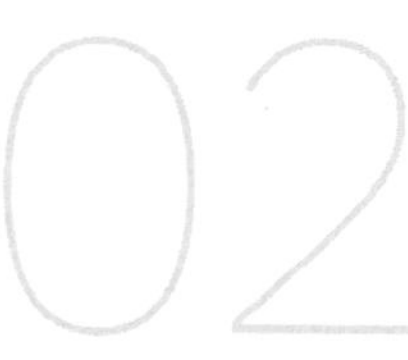

02 關係

03 溝通

04 環境

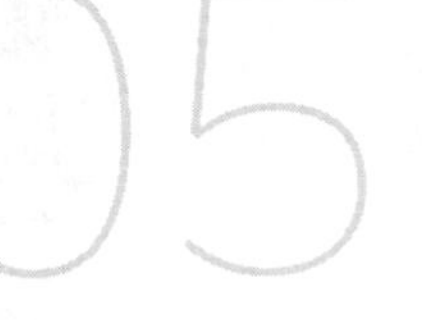
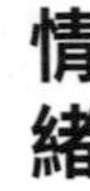

05 情緒

我們又來到了這裡。現在是二〇二一年三月，撐過了大家都很辛苦的一年，我現在正在寫第二本書。出版暢銷回憶錄《即使忘了全世界，還是愛著你：第一本從失智母親視角，寫給自己、兒女、人生的生命之書》之後，我在二〇二〇年夏季決定再寫一本書。原本的規劃是在二〇二二年出版，那時我對寫作搭檔安娜說的第一件事是：「到時候我應該不在了。」

安娜溫柔地提醒我，我在二〇一八年出版第一本書時也說過同樣的話，但現在我還在這裡。

寫下這段文字時，診斷出早發性失智症已經是將近七年前的事了。我現在還是一個人住，沒有專人照顧。在這七年內我學到了什麼？二〇一四年七月，我坐在神經科醫師面前，聽到他親口證實之前在各種信件和檢查報告中暗示的內容。跟很多人一樣，我在確診的當下對於失智症一點都不了解，對它的認知只有透過報章雜誌或朋友轉述接觸到的那些片段。當然，就和大部分的人一樣，我嚇壞了。我很害怕這個會不斷惡化的疾病以及未來將慢慢揭曉的影響。我突然覺得失去了掌控人生的權利，那種感覺非常恐怖——但也很正常。

那麼回到前面的問題：我學到了什麼？這個嘛，首先，這種病其實沒有想像中那麼可怕。沒錯，沒人想要失智，但就像人生中的所有事物，它有開頭、中間以及結尾，誰知道我在哪個階段？我從現在的角度只能看到失智症旅程的其中一小段，這和大家過活的方式其實差不多吧？和其他人相同，我唯一能把握的只有當下。

促使我寫這本書的動機是和你分享我學到的失智症新知——我覺得這些內容可能會讓你感到驚訝、受到激勵，絕對能讓你獲得新知，希望還能幫助有失智症的你活出最好的人生或是為失智親友提供更適當的協助。

影響我最深遠的是我在過程中認識的人，在那些整個世界都有些模糊的日子裡，能夠和病友討論並分享經驗讓我覺得自己沒那麼不正常。光是知道世界上有其他人和我一樣，有些日子特別辛苦，有些日子活得很精彩，無論如何總是活著——不是受苦（我恨透了這個字眼）而是活著——對我影響很大。因此我也希望你能聽聽他們的故事，畢竟我的失智經驗只代表我個人的經驗。一個得了失智症的人只能代表他自己，即使失智，我們仍然是差異極大的個體，所以這次我希望讓你能聽到其他人的說法。雖然可能沒有每次都提到他們的名字，但是伊蓮、艾瑞克、艾迪、派特、莫妮卡、羅蘭、鮑伯、蘇、芭芭拉、科林、布萊恩、珍奈、保羅、狄莉絲、史都華、蓋爾、喬治、朵莉和艾格妮絲都在書中分享了他們的故事。這些人都患有失智症，年齡介於五十幾歲到八十幾歲。有些人比我確診更久，有些人是在過去這一、兩年確診。

診斷出失智症時，我完全不知道要去哪裡研究這個新疾病可能對我有什麼影響，你突然必須自己想辦法找到各種資訊——不會有人聯絡你，告訴你有哪些支持服務或病友互助團體。就算你知道那些服務的存在，也許要再過好幾個月你才會做好參加的心理準備。那麼究竟要從哪裡開始呢？常常有人說：「這個嘛，我們會發送傳單，張貼海報。」可是要怎麼知道去哪裡找這些東西？怎麼知道到底要找什麼？

希望這本書至少可以給大家一個起點，閱讀時請想像我溫柔地扶著你的肩膀，輕輕將你推向一些我認為可能用得上的資訊。並不是說這本書能夠回答你所有的疑問，但這是個好的開始。

大家一聽到失智症就會立刻聯想到記憶問題，很少人知道失智症造成的其他影響，例如如何改變我們和感官、情緒、溝通的關係。很少人理解良好環境——無論內外——對有失智症的人有多重要，不知道小小的改變就能大大不同。除非你特別提出來討論，大家永遠不會知道失智症對你的關係造成什麼影響，也不可能知道如何改善。而如果你自己也完全不了解這些，你又怎麼能為你的態度負責呢？

希望我在這本書裡回答了這些問題，無論你是有失智症的人、他們的親友、相關領域的專業人士，或只是抱持好奇心，相信同理共融能造就更好社會的人——那麼我要特別歡迎你。本書中你將看到關於失智症，我希望大家知道的事情。

溫蒂・蜜雪兒

二〇二一年三月

01

感官

來自五感的改變

就像一鍋滾水中浮到表面的微小泡泡，即使得了偷走回憶的疾病，偶爾回憶還是會在意想不到的時刻突然冒出來。有一天我就這麼想起一個：第一堂家政課，為了煮蛋用長柄鍋煮水。

我用一團羊毛包著雞蛋，小心翼翼地將它帶到學校。到了教室以後，家政老師麻坡小姐念了我一頓：「雞蛋應該用蛋盒裝好。」

我和同學很快就發現她說話毫不留情，大家都很怕她。不過剛上中學的我們還是很喜歡家政課，每週用保鮮盒裝著食材帶去學校讓我們覺得自己很重要。

「今天我們要學如何煮蛋。」麻坡小姐在第一堂課對我們說。

我們一邊聽著老師講解，一邊仔細將每個步驟整齊抄寫在橫線作業本裡面：把雞蛋放進裝滿水的長柄鍋，它應該沉到鍋底而不是浮在上面，接著，設定計時器，在對的時機把蛋從滾水中撈出來。

麻坡小姐在教室裡走來走去，觀察每一位同學的表現，她走到我身後時，我的後頸能感覺到她的鼻息。

「溫蒂，做得好。」她說了這一句就走了，我和同學對看了一眼，兩人都鬆了一口氣。

我是在那一刻開始愛上這種感官的愉悅嗎？現在也很難去探究了。我的母親不喜歡烹飪，至少不像小時候的我那麼喜愛。我不記得她教過我任何廚房用得上的技能。會待在廚房的是我的父親，他會將袖子捲到手肘上方，雙手因沾滿麵粉變白，嘗試製作某種糕點。我成為單親媽媽後也做過同樣的事，試圖利用創意說服兩個女兒嘗試新的美食。她們總是比較願意嘗試那些能用小手抓著吃的食物，像是迷你派和小糕點，裡面藏著她們平常不願吃的蔬菜。我會和女兒一起看《廚神當道》（*Masterchef*），她們會邊看邊模仿主持人洛伊德．葛洛斯曼（Loyd Grossman）。每個月我們都會在家重現一次那個電視節目情節，兩個女兒會試吃我為她們準備的品項並且打分數，我則能趁機說服她們嘗試新食物：撒上烤彩椒或鯖魚的迷你鹹派，或是三個人分著吃的小份燉飯。我完全不需要說服她們吃甜點，那往往是唯一一道獲得滿分的餐點。

現在我已經越來越難以喚起那些回憶，像是烹飪的氣味、烤得完美的蛋糕在舌尖的觸感。廚房也許還殘留著餘味，但我已經認不出來了。

▼我怎麼吃

失智症會改變我們和食物的關係，逐漸侵蝕我們曾和大家共享的愉悅。我以前很喜歡食物提供的社交場合——爐子上一大鍋滾燙的咖哩讓空中瀰漫著香料味，用我在花園摘的美麗鮮花妝點餐桌，朋友們陸續抵達就坐。很難說明用餐的社交部分何時開始變得困難，餐桌上交錯的對話何時開始變得難以理解，讓我乾脆將餐巾丟在腿上，往後一坐，默默聽著其他人聊天。我也說不出金屬餐具接觸餐盤的哐啷聲何時變得太刺耳，讓我焦慮不安。

進食是一種感官體驗，不只涉及味覺和嗅覺，也涉及觸覺、聽覺和視覺。

有一次我走進餐廳，中間的巨大天坑讓我困惑不已。等到眼睛適應了或是大腦反應過來了，我才發現那是一張鋪上黑色桌巾的餐桌——即使如此，我還是無法判斷桌子的邊界在哪裡。

白色的盤子也有類似的問題。若用白盤子盛裝淺色的馬鈴薯泥或是薄薄的魚片給有失智症的人，他們可能根本不會發現盤子裡有食物。我們連眼睛都不如從前飢餓，需要有顏色對比才能看得出來餐盤中究竟有沒有食物。

理解這是失智症作祟之後，我決定以智取勝。我買了亮黃色的盤子，盤算著除了炒蛋以外，餐桌上應該很少出現這個顏色的食物。可是後來連盤子本身都成了問題，我的刀叉永遠對不準食物，只會把它推來推去，最後毫不客氣地把食物從邊緣推下，接著，一旦看不到食物，我就忘了它的存在。我想起小時候坐在高腳餐椅上的女兒，我曾經看著她們發生一模一樣的事。當年的解決辦法是改用邊緣凸起的餐盤，讓寶寶不會那麼容易把食物推出去，所以我把黃盤子都捐了，改買餐碗——份量十足的義大利麵碗，讓食物不會那麼輕易逃離。

人在大腦得了難解的疾病之後，才會驚覺原本理所當然的日常瑣事有多麼複雜。一般人應該覺得使用刀叉很簡單，但這件事其實複雜無比——一隻手必須來回切割，另一隻手則必須固定住食物。對大腦而言，兩隻手做一樣的動作比較合理，這讓我想到學習用雙手彈鋼琴的小朋友必須反覆練習才能學會讓兩隻手各自彈奏不同的琴鍵。診斷出失智症後，我曾試圖維持原本的進食習慣，可是我的雙手好像不再相互溝通，把食物送到嘴邊這件事變得困難無比——我的叉子常常對不準香腸，只能無助地看著它在盤子裡滾來滾去；終於叉起來後，我必須整條舉起來小口小口地吃，因為切肉的動作對我來說既困難又費力。我覺得自己像個傻子，連吃東西都感到羞恥，不過我提醒自己，得了影響各種能力的腦部疾病哪裡羞恥？與其沉溺於負面情緒，不如想辦法找出解決方法。我找到的解決方案很簡單：將刀子換成湯匙。我能用叉子切割，再用湯匙舀起來。

雖然克服了餐具的問題，肉類對我來說依舊難以下嚥。除了切肉的動作以外，咀嚼也是個問題。我吃東西的時候記不得自己咀嚼了多久或是還要再咬幾下，有好多次因為試圖吞下未充分咀嚼的食物而噎到。光是專心進食已經夠累人了，我實在沒有多餘心力切肉和咀嚼，因此我不再吃肉，改吃魚。

熱食也是個挑戰。我最近去看牙，牙醫師說我的口腔有超多燙傷的痕跡——這是因為就算我吃東西被燙到，我下一秒就忘了，馬上又吃一口。

我現在對食物沒什麼特別的感覺了，不知道是因為神經受到影響，還是因為進食變得過於費力。也許進食（甚至是烹飪）帶來的愉悅感無可取代，讓大腦直接關機。也有可能如同其他受到影響的部位，腦部的某個迴路消失了，我因此不再感到飢餓。事實上，我現在沒有任何飢餓感或飽足感，進食對我來說只是為了活下去而補充能量。我在部落格提到我吃很少這件事之後，好多熱心網友說要寄食物給我。有些人甚至主張我的記憶會出問題就是因為我的大腦缺乏某些必要營養素。他們並不知道，失智症不僅會改變我們進食的方式，也會改變我們吃的食物。

我以前不管吃什麼都喜歡配蘑菇。現在我還是很懷念把蘑菇切片帶來的單純幸福，帶著泥土的蘑菇看起來就像剛剛才從森林地上摘起來。我習慣用奶油煎蘑菇，香味總是讓我忍不住在裝盤前先偷吃一片。簡單的蘑菇配烤土司就能讓我心滿意足，這道料理我一週可以吃好幾次。然而，現在蘑菇的口感和滋味已經無法為我帶來任何滿足感，吃起來完全沒有味道，跟啃瓦愣紙沒兩樣。

我以前也常常吃辣椒，我最愛加辣椒的料理是西班牙蛋捲——雖然對我來說辣椒跟任何菜都搭。我的味覺很敏銳，可以分辨出不同風味和顏色的辣椒。懷第一胎時，我超愛吃辣椒配烤土司，結果我的大女兒莎拉一出生就超討厭任何會辣的東西，直到成年後才稍微可以接受。

失智後，我向曾經熱愛的食物一一道別，但有一種東西我怎樣都不會放棄，那就是茶。現在我已經完全想不起來蘑菇和辣椒的味道了，既然記不得，也沒得懷念。可是茶不一樣。茶不只是一種飲品，我從以前就一直認為，茶就像一個溫暖的擁抱。我在罹患失智症之後再也無法用茶杯喝茶，我拿不穩小巧的把手，也無法分神同時使用茶碟，所以我現在喜歡用馬克杯，它能傳遞茶的溫暖，但不會讓我的手燙傷。我最喜歡雙手握住馬克杯，不只是享受茶的滋味，更享受喝茶的儀式感。

得了失智症之後，有時到了傍晚我會感到孤單，特別是在太陽早早下山的漆黑冬日，這時只要泡一杯茶就能驅離孤獨感。聽起來很奇怪，可能是因為茶對我來說一直都有情感意義——無論婚喪喜慶都會和親朋好友一起喝杯茶——所以我才沒有那麼快忘記茶的味道。可是後來茶的味道也變了，變得有些奇怪，而且每天喝起來都不一樣，某一天我甚至覺得茶喝起來像是蕪菁甘藍。一開始我以為是牛奶出了問題，所以先嘗試只加一點點，再嘗試完全不加奶。除了我最愛的約克夏紅茶，我還試了各種茶，但都找不回茶該有的味道。我認為那是最殘忍的計謀：這個疾病奪走了那麼多事物，現在連這麼單純的快樂也不留給我。我獨自坐在椅子上，手中拿著一杯加了檸檬的熱水，試圖重現茶曾提供的陪伴，但感覺就是不一樣。

我在很多事情上智取了失智症，對於無能為力的部分大致上也能平靜接受。我的廚房櫥櫃現在變得空蕩蕩，不再塞滿各種爭相被選中的食材、擠在一起的鍋子，各種烹飪道具也早就丟了。可是茶怎樣都無可取代，即使我現在無法享受茶的味道，為了維繫連結，我還是會泡很淡的約克夏紅茶來喝。

飲食相關的認知功能（cognitive function）若會受到失智症影響，感官體驗和動作功能（motor function）受到影響也不意外。我問了幾位朋友他們在罹患失智症之後飲食有什麼變化，回覆如下：

「我老公不會做飯，以前都是我下廚，現在我們大部分時間都吃即食食品。我現在吃的量比以前少很多。我總是找不到刀叉，我老公說這四十年來都放在同一個抽屜，但我就是找不到。」

「我以前很愛吃蛋，可是現在不吃了，我受不了煎蛋或水煮蛋的味道——我現在完全無法接受蛋的味道，也沒辦法吃肉了。」

「以前都是我做飯，現在改由我老公負責，但我覺得很內疚，總覺得應該由我下廚才對。」

「我不做飯，我老婆負責做飯，她煮什麼我就吃什麼。」

飲食選擇

對有失智症的人來說，做決策有時難度很高，因此我往往選擇吃同樣的東西。出門在外，我每次都會買鮪魚三明治，避免自己被菜單上的眾多選項或櫥窗裡的鮮豔包裝搞得眼花撩亂。

失智症也讓我在飲食方面更依賴直覺。如同我現在更習慣靠直覺判斷新認識的人是不是好人，我現在也會更認真傾聽身體提出的飲食需求。舉例來說，最近我突然很想吃堅果和番茄，攝取這些養分後，我對那些食物的渴望就消失了。為了省事，我習慣重複吃同樣幾道簡單的餐點，其中很多是即食食品。不用開伙的料理最好，才能避免自己因為忘了正在煮東西而釀成災害。夏天我常常會吃簡單的沙拉，有一年我吃同一道沙拉配魚吃了好幾個月。到了秋季，有一天我突然全身發冷，怎樣都暖不起來，感覺體內充滿寒氣。那天晚上，我發現自己怎樣都沒辦法把面前的沙拉吞下去。碗裡的疲軟生菜、番茄和小黃瓜和我面面相覷，最後我只好放下叉子，感覺就像我的身體拒絕繼續吃沙拉。隔天我去了超市，尋找吸引我的即食食品，最後買了千層麵回家。那一晚，我的身體立刻獲得滿足，我的骨頭又暖和起來了。後來我立刻囤了一整個冰箱的千層麵。

同樣的菜色其他人可能會吃膩，但我不會，因為我根本不記得自己前一晚吃了什麼。對我來說，食物只不過是能量的來源。由於我不會感到飢餓，我會用 iPad 設鬧鐘，提醒自己吃東西。我唯一能確認前一天有沒有吃東西的方式是檢查瀝水架上有沒有洗好的碗盤。

因為我自己住，我能輕鬆控制吃的內容，沒人會質疑我怎麼吃那麼少或是為什麼每天都吃得一模一樣。和照顧者同住或是住在照護中心的人可能就沒那麼幸運了。我遇到的飲食問題在有失智症的人之間很常見，事實上，約有一半的人會遇到進食困難或吞嚥困難（dysphagia）的問題。這個問題在失智後期較常出現，但在失智初期也可能發生，可是關於這個議題的討論很少。

在照護中心的飲食

研究員琳賽・柯林斯（Lindsey Collins）的博士論文研究了飲食受到失智症影響的患者在照護中心的經驗。這份二〇二〇年發表的研究探討了照護中心飲食的多個面向，包括機構供應的食品品質和選項、因為無法控制進食內容或時間而喪失認同的問題，以及在什麼情境下，照護中心的用餐時間仍然具有重要社交功能。研究結論讓我深感遺憾，尤其是關於飲食選項的結論——大部分的照護中心似乎都將住在裡頭的患者當作「需要餵食的人」看待，並沒有尊重他們也是有個人偏好的個體，實際上飲食偏好並不會因為得了失智症就消失。

研究表示：「住民在照護中心的飲食經驗和之前在自家的飲食經驗差異極大，食物的質和量都不同以往，用餐的地點和社交環境也和從前不一樣，因此，和之前住在自家時相比，住民在照護中心的飲食體驗比較負面，個人的需求和偏好也未受到重視。失去自我認同以及個人偏好被忽視的問題在吞嚥困難的失智症患者身上更加明顯……這些人被簡化成需要餵食的人，沒有資格選擇的人，而機構提供給他們的食物往往難吃又單調。」

人對食物的好惡深受個性影響，我能理解為什麼飲食偏好被忽視會讓人覺得失去了一部分的性格。

我明白照護中心不可能為每一位住民客製化餐點，也知道別人不認同像我這樣日復一日甚至連續好幾個月吃同樣的餐點，他們會說我的飲食不夠多元。

但若非如此，我的飲食會是什麼樣子？如果我住在照護中心，我會拒絕食用我不喜歡或者難吃的食物。工作人員可能會覺得我很難搞，而不是試圖釐清我為什麼不吃：是因為餐點的味道嗎？還是盛裝食物的盤子？或者切食物對我來說太困難了？

除此之外，不同種類的失智症對個人的影響不一，例如有些人會因為吞嚥困難而不願意開口吃飯。照顧者可能會覺得很不耐煩，不過其實這種問題有時可以透過語言治療解決，照顧者也可以向營養師詢問有哪些易於吞嚥的食物。

琳賽．柯林斯的研究讓我印象深刻的一點是，住在照護中心的失智人士仍然認為用餐時間是培養感情連結的關鍵，而情感連結對心理健康大有益處。結論指出：「這些正面的經驗和連結透過以下這幾種做法建立：供應住民喜歡的餐點和飲料；以有意義的方式和住民互動；將住民視為獨立個體；認可透過日常飲食可以達到的正面效果。」

我完全同意這份研究的結論。如果你不喜歡某間餐廳的菜色，你不可能從那裡獲得愉快的用餐體驗，對得了失智症的人來說何嘗不是這樣？

照護中心可以透過幾種做法改善飲食方面的問題：為有失智症的人提供色彩繽紛、對比強烈的餐點與餐具；以馬克杯取代茶杯和茶碟；以有碗沿的餐碗取代餐盤，避免食物掉出餐盤；每次提供二到三種選項；預先切好食物讓它更快涼，或是稍微放涼再上菜；盡量避免干擾的噪音和餐具的碰撞聲。

我有幾招可以讓用餐再次變得令人愉快。有時候滿滿一盤的食物會讓我不知所措——我記得女兒還小的時候，我會幫她們把蔬菜水果切成小塊放在小碗裡面，現在我將這個技巧應用在自己身上。用過晚餐後，我通常會放幾顆堅果在小烤皿裡當點心，這個容器的大小很適合我：我不會不知不覺吃太多，又能悠哉地一顆一顆慢慢吃。

如果有人以前熱愛下廚，即使得了失智症，只要一些協助還是可以繼續享受烹飪的樂趣。我最後幾次在家烘焙的那段日子總是記不住進行到哪個步驟，也不記得某個食材加了沒；不過我有個朋友在失智後還是會自己做飯，她的照服員會幫忙提醒她加了什麼食材或是已經煮了多久。

有失智症的人在廚房還是幫得上忙，例如我們可以幫忙攪拌，從中獲得參與感。我認識的病友常常說他們因為幫不上忙而覺得內疚，但只要多花一些心思安排就可以做到。

食慾受到失智症影響的人可以參考澳洲的哈蒙照護協會（HammondCare）出的三本食譜，若有吞嚥問題則可向語言治療師求助。另外，有些藥物可能會增加或抑制食慾，甚至讓人口乾舌燥，在進食時感到不適，記得問醫師他們開的藥物可能有哪些副作用。

最重要的，若你是照顧者，我們拒絕食用你準備的食物時請盡量不要放在心上，也不要因為我們每天都想吃一樣的東西而批評我們。拒絕進食的原因可能有很多，請不要立刻認定對方故意不配合，可以試圖一起尋找解決方案。

如何煮蛋

我差點完全放棄下廚這件事。我有好多次把食物煮過頭或把鍋子燒壞，最後只好完全放棄開伙。可是某一天，我跟平常一樣在村子散步時注意到了一樣東西。我每天都會經過同一棟房子，有時會停下來拍攝旁邊那片草地的兩隻綿羊。我之前拍照時就曾隱約聽到母雞的啼叫，但直到這一次才注意到路邊有個小小誠實箱，旁邊是一籃新鮮的雞蛋。

我想得起來怎麼煮蛋嗎？我拾起一顆形狀完美的雞蛋端詳。回到家，我再次站到爐子前面，腦中回憶浮現：每口爐都煮著東西，蒸氣逐漸瀰漫整間廚房，家常菜的香氣隨之交纏起舞。現在這裡只有一片寂靜。

我的 iPad 在樓上，沒辦法上網查，等我上樓拿到平板早就忘了要查什麼了。我決定先開火試試，說不定爐子早就壞了。我逐一轉開旋鈕，前面幾口爐都沒有冒出任何火花，到了最後一個爐口才點著。為什麼是那一口爐呢？也許是肌肉記憶，我以前最喜歡用那一口爐嗎？誰知道呢？

我決定先用水壺燒水再把滾水倒進鍋子——如果直接用鍋子煮水，水還沒滾我可能就分心走掉了。我燒開了水，把滾水倒進長柄鍋，再輕柔地將那顆完美的小雞蛋放進去。我知道必須設定幾個鬧鐘，因為我很清楚只要一離開廚房，我就會忘了那顆雞蛋和那鍋滾水的存在。可是雞蛋要煮多久？我又想到樓上那台躺在床上的 iPad。只能用猜的了，我最後決定設定八分鐘。鍋子旁的計時器看起來好小一個，很難想像它竟然可以發出令人無法忍受的巨大聲響，那個刺耳的聲音肯定能提醒我趕快回來關火。將要搭配雞蛋的兩片吐司塗上奶油後，我拿著相機和設了鬧鐘的手機走到日光室，趁著等待的空檔拍攝一些花園裡的動物訪客。

懷裡的手機響起時，我嚇了一跳，完全想不起來為什麼自己設了這個鬧鐘。幾秒後從廚房傳來刺耳聲響，我才想起自己正在煮蛋。

我必須快速思考接下來要怎麼做——我想到冷水能夠讓鍋子降溫，所以我把鍋子放在水龍頭底下沖冷水，水滿了以後，只等了一秒就用手把蛋撈出來。尚未冷卻的雞蛋燙得我的指尖發疼，不過我很快就剝好了。我將雞蛋切成兩半，裡面的蛋黃如寶石般閃耀；接著，我把切成一片一片的蛋放在塗了奶油的吐司上，簡直美得像一幅畫，我驕傲地把我的作品吃掉。我心中明白，那天我的狀況特別好才會那麼順利。整個過程有太多可能出錯的地方，例如因為想拿 iPad 而分心。不過我仍然感到心滿意足，失智症還沒有奪走我「自己下廚」的能力，雖然上次下廚已經是……嗯，我已經不記得是多久以前了。

氣味的意義

就和許多事物一樣，人總是在失去嗅覺後才懂得珍惜。即使如此，我們的鼻子仍然一直認真紀錄著各種特別時刻。多年後偶然再次聞到的香水會打開塵封已久的記憶，至少這是嗅覺對我的意義。老家花園的玫瑰總讓童年的我看得入迷，讚嘆著泥土竟然可以長出那麼美麗的植物，開花時還會散發出濃郁的香味。玫瑰盛開的高度恰巧和我一樣高，我會將小小的臉埋進去深吸香氣。我的母親熱愛玫瑰，在我們家的花園種了各式各樣的品種，我最喜歡紅寶石般豔麗的伊那哈克尼斯玫瑰，還有花瓣邊緣染上一抹紅暈的嫩黃和平玫瑰。

那個由鼻子保存下來的回憶鮮明無比，搬進現在這個家之後，我曾經試圖重現那個回憶。那時的我已經忘了我喜歡的玫瑰叫什麼，也明白腳步不穩的我不能像從前那樣彎腰聞香。即使如此，我還是在家門口的走道兩側種了好幾叢深紅的玫瑰，讓自己每次出門或回家時都能聞到花香。一到夏天，只要聞到玫瑰花香，我就能再次重溫童年回憶，想起那段從前的時光總讓我感到安心又幸福。

除了鮮花，皮革的氣味也在我腦中留下深刻的回憶。我把兩個女兒穿過的第一雙T字小皮鞋收進盒子裡，放在我家的某一間房間，也就是我的回憶房。那個房間是我的庇護所，每面牆都貼滿了充滿美好回憶的照片，需要安撫自己的情緒時我會進去那裡，被讓我感到幸福的人和地點包圍。只要打開裝著小皮鞋的盒子我就會馬上回到那段時光——幫女兒的小腳丫套上充滿磨損痕跡的小紅鞋，準備帶她上學。當時的我是個手頭很緊的單親媽媽，所以我的母親幫忙出錢買了耐用的好皮鞋給兩個寶貝孫女。我還有一個跟皮革香氣有關的回憶：在我十五歲時，我用媽媽給的錢買了一件奶油色皮外套。那件外套要價二十英磅，在一九六〇年代後期感覺是鉅額，可是它真的好時髦，短板又合身，柔軟的皮革完全貼合身體。那件皮外套沒有內裡，因此脫掉外套後皮革的香氣仍會留在衣服上好一陣子。即使到了現在，每次在路人身上聞到那種濃郁、樸實又帶點甜味的皮革香氣，我就會再次成為當年那個少女。

不只是童年的氣味能帶來開心的回憶。在我最愛、距離我家幾個小時路程的凱西克德文特湖（Keswick Derwentwater）附近有個森林秘境。順時鐘繞著湖走，過了百年石後會看到一座小小的松林，一踏進去就會有略帶柑橘味的甜蜜香氣撲鼻而來。我總是靜靜站著，享受森林清香，周圍沒有任何干擾，只聽得到松針被踩碎的聲音。就算我人不在那裡，我也有辦法享受那股平靜感——無論身在何處，只要一聞到松樹的香味，我就能馬上回到那個讓我感到幸福的地方。

人類的嗅覺系統是裝滿回憶和情感的寶箱。幾乎所有感官訊號都會先通過視丘（thalamus）再傳遞到別的地方，唯有嗅覺訊號不會經過視丘，直接通過主掌回憶的海馬迴（hippocampus）以及和情緒密切相關的杏仁核（amygdala）。出於這個原因，科學家探索了輕度失智的患者利用嗅覺練習喚起回憶（recall）的效果。一份二〇一八年的日本研究發現，參加實驗的高齡者提取回憶（recollection）時，比起單純以對話作為提示，利用嗅覺刺激作為提示的效果更好，可能因此有機會更大幅度改善整體心理健康。該研究表示：「高齡者進行懷舊練習（reminiscence practice）時，實驗人員以嗅覺刺激作為介入工具的效果比以對話介入的效果更好，更能使高齡受試者成功回想起過去的記憶和情緒。這種介入方式能提高情緒穩定性，進而有機會在介入期間短期改善憂鬱狀況。」

難怪我這麼喜愛那條玫瑰步道。

另一份二〇一九年的法國研究發現，利用氣味作為記憶提取的提示時，患有阿茲海默症的受試者能夠成功提取數量更多並且更詳細的近期記憶，在童年記憶以及成年記憶方面也有同樣的成果。

研究結論表示，「阿茲海默症患者的自傳式記憶（autobiographical memory）之喪失會對身分認同（identity）和自我認同（sense of self）造成負面影響」，「本研究顯示，氣味暴露（odor exposure）可以一定程度地減緩自傳式記憶因罹患阿茲海默症而喪失的情況……本文認為，目標為提升自傳式記憶提取效能的臨床復健方案應採納嗅覺刺激的做法。」

嗅覺受到刺激時，可以有效減緩自傳式記憶的衰退，法國科學家在二〇二〇年的研究中探索了嗅覺可以用來重新發掘哪一部分的「自我」。研究結果顯示，接觸宜人的香氣後，患有失智症的受試者提出的自傳式細節多為個性等心理層面的陳述（慈愛、開朗、友善、幸運，諸如此類），而不是他們的職業或是關於外表的描述。

研究結論表示：「雖然先前已有研究顯示氣味暴露可提升阿茲海默症患者的自傳式回憶提取的成果，本研究首度示範了氣味可能是可以讓阿茲海默症患者有效提取自我概念（self-concept）的提示，曾有研究發現，失去自我和失智症患者的健康惡化程度有關，因此，了解可以用哪些方式保留個人的回憶和過往，可能有助於了解這個疾病以及維繫一個人的完整性。也有科學家研究嗅覺喪失是否為阿茲海默症的早期徵兆之一，不過這個主張目前尚未獲得證實。研究發現，在擁有阿茲海默症風險基因的患者之中，喪失嗅覺的人發病的機率比其他人高了五倍。」

嗅幻覺出現了

不幸地，嗅覺不只會帶來令人感到愉悅的回憶——很多有失智症的人都遇過嗅幻覺的狀況，而且幾乎所有案例都是聞到難聞的氣味。

這種情況也在我身上發生過很多次。有次我在家看電視時突然聞到明顯的燒焦味，我在家裡跑來跑去，忙著找到底是哪裡失火，甚至跑到屋外找尋火源，可是什麼都沒找到。隨著時間過去，我逐漸明白那些氣味實際上存在的可能性極低，可是每次出現時，對我來說聞起來就和湊近玫瑰聞到的花香一樣真實無比。根據研究，嗅幻覺發生的時間通常和聽幻覺與視幻覺相同，也就是幾秒至一分鐘之間。簡單詢問了幾位朋友後，我發現這種幻覺很常見：

「我常常聞到木頭燃燒的味道；我不覺得難聞，其實我滿喜歡那種味道的。不過我知道有些人會聞到很噁心的味道。」

「我從沒養過貓，但是有好幾個月我一直覺得肯定有貓偷溜進我家尿尿。為了去除尿騷味，我甚至把前門地磚全部挖起來重鋪。現在我的做法是點薰衣草的精油。」

「我的丈夫有失智症，他之前一直聞到汽油味。我擔心是他去車庫時不小心灑了汽油在身上，所以一直檢查他穿過的每一件衣服。過了好久我才發覺那是他的幻覺。」

「我會聞到營火的味道，超噁心，那股味道隨時隨地都有可能出現。我超討厭那種味道，我的鼻子甚至會感到刺痛。」

「我會聞到燒焦味、爛掉的高麗菜、臭拖把和臭水溝的味道——真希望我聞到的是花香。」

如果有失智症的人不知道這種幻覺是失智症的症狀之一，他們遇到這種情況時可能會很擔心。照顧者必須了解失智症用來捉弄人的各種把戲，嗅幻覺就是其中一種。當患有失智症的人說他聞到某種味道，他在那一刻真心相信那股氣味真的存在。大家必須了解這些症狀，才能更順利與失智症共處。

我的朋友珍妮佛·布特醫師（Dr Jennifer Bute）曾是一名家庭醫師（General

Practitioner），她在二〇〇九年診斷出失智症，後來因此提早退休並寫了一本書紀錄她的經驗：《從心看失智：一位醫師個人的希望旅程》（*Dementia from the Inside: A Doctor's Personal Journey of Hope*）。我和她聊了她的嗅幻覺經驗，她說：

> 有些人認為失智症會憑空創造出幻覺，事實並非如此。失智症不會「捏造」幻覺，只會「釋放」過去儲存的記憶，可惜通常是不愉快的記憶。
>
> 我會聞到恐怖至極的惡臭，那是因為我曾經在印度加爾各答和新德里的貧民窟工作，那些恐怖氣味的「記憶」因為相隨的強烈情感深深烙印在我的腦海。
>
> 我常常出現燒焦味的嗅幻覺，曾經誤以為家裡失火而請消防隊過來。我以前確實經歷過火災，也許是那些回憶重新浮現讓我聞到那些味道。我年輕時曾讀過寄宿學校，有個同學把烤麵包機放在床底下忘了關，整間校舍付之一炬。
>
> 什麼情況會觸發這些幻覺？以我來說，通常是太累或是忘了服藥的時候，偶爾是因為面對來自旁人的極大壓力，或是必須去某個地方時。

了解嗅幻覺並且和珍妮佛一樣觀察這些幻覺在什麼時機出現，也許就有機會降低出現的頻率，尤其是那些噁心的氣味。我用來應對幻覺的技巧是半小時原則，無論是視覺、聽覺或是嗅覺方面的幻覺都一樣。當我注意到不尋常、令人擔心或不太對勁的狀況時，我會告訴自己先別管它，先去別的地方做別的事，半小時後再回來。如果回來後發現狀況仍然存在，那它就不是幻覺。當然，那種情況從沒發生過。

我知道有些朋友會隨身帶著香香的東西，在出現嗅幻覺時拿起來猛聞，問題是有失智症的人很容易忘記把那種東西帶在身邊。

聽覺放大

失智症每天都會扭曲你的現實。外面突然一聲令人毛骨悚然的巨響？那個聲音不存在。那是鞭炮還是瘋狂掃射的砰砰聲？我嚇到在沙發上動也不敢動，心臟快要跳出來，不敢轉頭看窗外確認。對我來說，失智症在我的腦中變出來的聲音，就跟你現在閱讀的這本書一樣真實，雖然只要勇敢往窗外看一眼就知道外面沒有帶著削短型霰彈槍的暴徒正在肆掠街頭。每次覺得有人在敲門，應門時外頭總是沒人。

這些都是生病的大腦搞的鬼，但是沒人跟你說過會發生這種事。我剛診斷出失智症時住在約克市，我到現在還清楚記得失智症如何改變了我深愛的城市。當時我住在一間河濱公寓，那是我的夢想家園，原本打算在那裡住一輩子。可是突然間，整個城市變得更加吵雜，出門變得好痛苦，我越來越承受不住。街口危機四伏：刺耳的救護車鳴笛聲逼得我停下腳步，頭疼得直抱著頭；停等紅燈的汽車引擎不斷低吼；吵雜不清的聲音讓原本熟悉的肉鋪街變得令人感到迷失又害怕。一夕之間，我曾愛過的城市完全變成了陌生人。沒有專家事先向我警告失智症可能會造成這些影響，所以我無法理解為什麼我的聽覺會出現這種變化。我的聽力一直都沒有問題，而失智症是影響記憶的疾病，所以我以為自己一定生了別的病。那時的我還不習慣失智症讓世界變得陌生的各種伎倆，有些變化會逐漸發生，有些則發生於一夕之間。

如果有醫療人士事先告知我可能會經歷這些感官上的變化，也許我就不會每次出門都那麼焦慮，不會擔心身體其他地方也出了問題。聽到我的朋友艾格妮絲．休士頓（Agnes Houston）無意中提到她在罹患失智症後對聲音變得更敏感，我才赫然發覺一切都是失智症在搞鬼。艾格妮絲訪談了其他和我一樣注意到視覺、聽覺、味覺和嗅覺出現變化的失智症患者，發現沒有任何醫生警告過我們可能會發生這種事；更糟的是，很多所謂的專家根本不知道失智症會造成這些感官變化。因此，艾格妮絲開始自行著手研究，與茱莉．克利斯帝（Julie Christie）共同撰寫出《談論感官：面對感官變化與失智症》（*Talking Sense: Living with Sensory Changes and Dementia*）一書，探討失智症對於感官的影響。我認為那本書是所有失智病友必讀的好書。

我問了其他朋友他們的幻聽經驗：

「有時我會問太太：『妳剛剛有大喊嗎？』她說：『沒有。』我說：『可是我剛剛聽到有人大喊。』」

「我總是覺得聽到我先生在說話，可是他說他什麼都沒說。」

「有時我出門購物時會在路上停下腳步，對後面的人說：『您先請吧，我走得很慢。』可是轉過身才發現後面一個人都沒有，但我發誓我真的聽到後面有人。」

原來這種對聲音過於敏感的狀況叫做聽覺過敏（hyperacusis）。聽覺過敏的患者對於聲音的解讀異於常人，可能對某些不會對一般人造成問題的聲音特別敏感。突如其來的巨大聲響（如鞭炮聲）甚至是日常的聲音（如刺耳的電話鈴聲）都可能讓聽覺過敏的人很不舒服，甚至感到疼痛。我在診斷出失智症整整五年後才第一次聽到聽覺過敏這個詞。我排了整整一年的隊才終於看到診，醫師認真聽我解釋我的狀況後，向我坦誠他完全不了解失智症對聽覺有什麼影響——至少他願意承認。他測了我的聽力，發現我聽不到高頻的聲音（這可能是正常老化的一部分），但是我對於聽得到的高頻聲音耐受度很低，而我能聽到的低頻聲音範圍比較大，但耐受度還是比一般人低很多。

雖然初步找到了問題所在，但那位醫師幫不上忙，因為那個醫院部門不處理這種問題。醫師為我開了轉診單——在英國的醫療體系下這是常態——我再次開始漫長的等待，不過接下來這一次就診將徹底改變我的人生。瑞貝卡・鄧（Rebecca Dunn）是赫爾與東約克郡健保信託醫院（Hull and East Yorkshire Hospitals NHS Trust）的聽力師，[1]她一開口就立刻讓我有好感：她耐心地向我解釋大腦發生了什麼狀況，還讓我看了我的聽力圖。理想的聽力圖應該會呈現一條直線，我的卻歪七扭八。瑞貝卡告訴我，耳朵和大腦之間有一道可以開關

1 譯註：原文為 clinical physiologist（臨床生理學家），台灣醫療編制中無此職位，最貼近的是聽力師。

的門，它會視情況關閉，特別是出現過度刺激感官的巨大聲響時。聽覺過敏就是那道門壞了，對我來說，每次聽到巨大噪音感覺就像有隻發狂的公牛在我的腦袋裡橫衝直撞。

「耳塞沒有用，」她告訴我，「因為耳塞沒辦法把那道門關起來。」

我赫然明白為什麼我的「居家療法」（為了阻擋外界聲音買的耳塞）一點效果都沒有。耳塞只會讓必要的聲音變小聲，像是聽不到朝我駛來的車輛等，讓我陷入更大的危險。瑞貝卡建議的做法，是用助聽器阻斷那些讓我特別不舒服的音頻。助聽器徹底改變了我的出門體驗——我終於能夠好好站在火車月台，不會在火車進站時退縮，痛苦地直抱著頭。出門購物時，我不會被經過的摩托車嚇一跳，撞到路人，也不會在鳴笛的救護車呼嘯而過時畏畏縮縮。

瑞貝卡表示，若想深入理解有失智症的人的聽力受到什麼影響，關鍵是觀察患者的整體狀況。我後來又回去問她有哪些協助失智症患者的方式，她解釋說：「我覺得有聽力問題的失智症患者都太晚就醫，照顧者總是只關注他們的基本生理需求，我們需要更早注意到失智症患者的知覺發生了什麼變化。理想狀況是在診斷出失智症的時候就進行聽力篩檢，因為若可以在聽力和環境變得更嚇人或令人焦慮之前先對症下藥，我們就更有機會避免聽覺過敏的問題，不過目前我們沒有預算為所有失智症患者進行聽力測試。我知道失智症相關部門很樂意和我們部門攜手合作，不過大家必須更了解失智症和生理學之間的關聯……我來自神經生理學背景，我的看診理念是讓病人理解他們遇到的問題對他們個人的身體狀況有什麼影響。理解這件事後，患者就能擁有自主權，能夠在仔細思考後自行決定如何應對。聽覺過敏是動物在不確定環境是否潛藏危機時自然會出現的反應——若周圍有越多令動物不安的因子，無論是過去或當下的，那就越有可能對聲音過度敏感。同理可證，如果造成失智症患者罹患聽覺過敏的主因是環境讓他們沒有安全感，那麼我們可以打造更令人安心的環境，並且布下安全網，讓人不再覺得環境很危險，減少壓力，身體因此不會接收過多刺激知覺的資訊。」

我走在街上時覺得很安全，不會壓力很大，只有在聽到鳴笛聲時才會受到影響。但我理解她想表達的意思：我們需要思考如何讓所有環境變得對有失智症的人更友善，以我的狀況來說，利用助聽器的設定讓環境更適合我。

瑞貝卡花了很多心力研究失智症為患者帶來的各種挑戰。她說我應該聽不到「s」和「t」的音，這個觀察讓我很驚訝，原來那就是我有時聽不懂別人說話內容的原因，等到設定好助聽器後，我又能聽到那些聲音了。瑞貝卡指出，根據這些細微差別調整助聽器，好比驗光師在你的眼睛前面輪流擺放不同的鏡片，確認哪個能讓前方的字母變清晰。

和其他方面的影響類似，有失智症的人體驗到的感官變化可能不盡相同，不過醫院和照護機構仍然可以採用某些措施，打造對失智症患者更加友善的環境，讓造訪的患者更自在。為了體貼聽覺過敏的患者，醫院可以將聽力科設置在離中心位置較遠的地方，讓人不會因為各種金屬碰撞聲和摔門聲而迷失方向。沒錯，病人應該聽醫生的話，因為醫生可以提供寶貴資訊，讓我們更能適應新世界，但醫師也需要傾聽病人的心聲。

▼視覺改變

很少聽到有人討論失智症對視覺的影響。問題不是出在眼睛，而是大腦解讀視覺訊息的方式變了。舉例來說，當我站在樓梯頂端往下看，我無法分辨眼前是踩上去就會移動的電扶梯還是會讓我直接滑下去的溜滑梯。如果台階表面全是同花色的地毯或材質，我會看不到台階邊緣，不知道該踩哪裡。最好的樓梯設計會清楚標示出梯級邊緣，以黃色標示的效果最好，戶外樓梯就常採用這種設計。我發現因為我家的樓梯鋪了地毯，梯級邊緣不夠明顯，所以我上下樓梯時常常跌倒。後來我在樓梯兩側裝了扶手，降低跌倒的風險。

布滿花紋的地毯總是讓我頭昏眼花，那些圖案就像活過來一樣，不停動來動去。踏上看似滿是蠕動生物的地毯實在令人不安，再加上很多患有失智症的人因為腳步不穩所以習慣看著地上走路，更容易受到花紋影響。

亮晶晶的大理石地面看起來就像一個游泳池，你能想像試圖在水面上走路嗎？大門前面的黑色地墊看起來就像巨大的天坑。對一些患有失智症的人而言，黑色不管在哪裡出現都讓人很頭痛。對我來說，穿著一身黑的人看起來就像一顆漂浮在空中的人頭，而壁掛式液晶電視看起來像牆壁破了一個大洞。罹患失智症之後，每次我去凱西克住我最愛的那間民宿時，老闆卡薩琳都會在我抵達之前先用紅色枕頭套蓋住房間裡的電視。

罹患失智症的大腦無法辨別色調對比，若牆壁和地毯是同一個顏色，我們會感到無比混亂。要判斷一個房間或區域對有失智症的人是否友善，最簡單的方式就是拍一張黑白照，如果黑白灰之間對比分明，那應該就沒問題。當然，每個人可能有不同的顏色偏好，重點是顏色之間的對比。舉例來說，黃底黑字的效果很好，英國國民健保署標誌的白底藍字也很清楚。以前我習慣穿一身黑，但現在我喜歡明亮色系的衣服，因為亮色衣服比較好找；現在我都穿黃色大衣，以前常穿的深藍色大衣已經束之高閣。

以下是幾位朋友在失智後經歷的視覺變化：

「我常常找不到東西；有時候我想不起來我要找的東西長什麼樣子，舉例來說，如果我正在找手機，我無法想像我的手機長什麼樣子。找眼鏡時也一樣，特別是眼鏡放在眼鏡盒裡面的時候。在我的腦海裡，我要找的東西的形狀已經消失了。」

「在包包裡翻找東西很困難，因為袋子裡面一片漆黑，所以我喜歡用有顏色的東西，例如我在眼鏡盒上貼了黃色膠帶，讓它比較顯眼，我的手機則是紅色的。黑色讓人很難找東西。」

失智症會用各種殘忍的手段折磨人，但它偶爾也會帶來意想不到的禮物。那是個風和日麗的日子，逐漸落下的太陽照在圍籬上，讓我家花園的草皮出現了長長的影子。我捧著一杯茶在屋裡晃來晃去，思考要坐在哪裡。突然間，我注意到通往花園的玻璃門外有樣東西。那個輪廓過了一會兒才成形，不過我馬上認出了那個身影：一個男人，站在院子中間——那是我的父親。

他穿著熟悉的寬鬆綠色開襟衫（他在花園蒔花弄草時總會穿著那一件衣服），臉上帶著和從前一樣的放鬆微笑。那時，我的父親早在二十年前就已經過世了，眼前出現那麼真實而平凡的他，我是不是應該感到害怕？對付視幻覺，我有一個訣竅：我會用手機或 iPad 拍下我認為自己看到的東西，如果那樣東西出現在照片裡，那它應該真的存在。可是在那一刻，我並不想戳破那個幻象。我的父親就站在那裡看著我，雙手垂放在身體兩側，即使相隔一定距離，我還是能清楚看見被尼古丁熏黃的指尖。他的頭髮和從前一樣用髮油梳得整整齊齊，高聳的油頭在夕陽餘暉的照射下顯得特別烏亮，一根白頭髮都不見蹤跡。我和他對看，想起小時候我會坐在他腿上幫他找白頭髮，每拔一根他就會給我一分錢；這讓我又想起了他的溫暖懷抱，還有那罐深紅色的香甜髮油。

我不知道我們對看了多久，可能僅僅幾分鐘，也可能長達好幾個小時——失智症會讓時間變得模糊。我在理智上明白眼前的景象只是幻影，我知道失智症常常會捉弄我的大腦。平常我會執行半小時原則——先離開現場，過了半小時再回來確認那個景象還在不在。可是這次我停下腳步，默默盯著他看，決心享受這份來自失智症的禮物，畢竟這種情況實在太難得了。我並不覺得害怕，只是很想留下來陪我親愛的老爸一會兒。

我每天都和失智症玩這種追逐遊戲，通常是我被打敗。但那一天，我知道失智症搞錯了，它非但沒有嚇著我，還讓我見到了思念無比的逝世家人。從我父親的打扮就知道他很開心；在那個晴朗的下午，拿著一杯熱茶的我也很開心。我低頭看了一眼茶杯，當我再次抬頭，他已經消失了。

夢境算是幻覺嗎？既然大腦會在白天造成騷動，晚上怎麼不會呢？在罹患失智症之後，我的夢境內容也出現了變化。現在我很少睡著，大多數夜晚都只是閉著眼睛躺在床上，眼珠子盯著眼皮後面的虛無。一開始我覺得每晚都發生這種事實在累人，不過現在已經放棄抵抗了。我會躺在床上，讓身體放鬆，靜靜等待天亮，在黑夜中能睡著幾分鐘就很感恩。

據說人在失智後期會退化到之前的人生階段，我們的心智會從裝滿各種人生故事的書架上，逕自挑選一段人生。我不再做關於現在的夢，只會夢到過去，感覺就像我的夢境比大腦更早退化到從前，讓我得以窺探我在失智後期可能會沉浸在哪一段現實；也許我做那些夢是因為那是一段快樂的時光。我的兩個女兒在我的夢裡總是以年幼的樣貌出現，通常大約六歲和三歲。莎拉通常在做大人的工作，像是當國民健保署的客服人員——身高不到三英尺（約九十一公分）的她快被不符比例的超大辦公桌淹沒，她坐在超高辦公椅上，雙腳在空中晃呀晃。潔瑪還只是個小小孩，我則是一個年輕媽媽——我們在那一刻角色互換，再次變成我牽著女兒的手。夢中的我很少失智，我應該感到欣慰，可是當醒來後發現失智症從未離開，總讓我失望透頂。

我會認為夢境反映出我的未來，是因為那是潛意識自然而然帶我回去的時期。畢竟那個時期的我很快樂，後來離婚後人生才變調。那個時期的我很有安全感，無憂無慮，只需要照顧兩個女兒長大。那兩個小女孩完全依賴著我，讓我有了目的，也許那正是我現在缺少的。對有失智症的人來說，我們的心智決定重現的時刻，就像你的日常生活一樣真實，雖然這些情境可能會讓我們周遭的人感到挫折或是誤解我們。舉例來說，聽說有個住在照護中心的女人不斷敲桌子的行為讓照護人員和其他住民都不堪其擾，最後照護中心打電話請她在澳洲的家人飛過去將她轉去別間機構。那位女人的家人揭露她之前做過什麼工作後，大家才恍然大悟——她在戰爭期間當過布萊切利園的解碼員，傳遞密碼的方式正是不斷地敲打。失智症讓她回到了那段時光。

現在的我越來越難區別什麼是夢境，什麼是現實。某一天早上，我醒來時心臟狂跳，腦中一片混亂；我立刻拿了iPad，趁我還記得所有細節時寫下我的遭遇。我記得自己出門散步，走在公路旁邊的人行步道上，可是我因為轉錯了彎從路堤往下走，一路往公路前進。我知道情況不太對勁（我記得當時我心想著，步道平常沒那麼陡），可是一開始往下坡走我就停不下來了，最後走到了下面的公路上。我左看右看，車輛呼嘯而過的速度感如此鮮明，車速快到讓我不敢呼吸。噪音難以想像地大聲。我回頭看了一眼，知道我不可能爬得上去，只能繼續向前走。我堅信自己總會走到某個出口、引道或圓環。接著，一輛駛來的汽車靠近我時逐漸減速，車頂亮著熟悉的藍色閃燈——警察來了。

我告訴他們，我因為一時混亂而偏離了平常的散步路線。他們想要帶我回去那裡，看看是哪個缺口害我走錯路，可是我覺得好內疚又好蠢，不想為了這種事麻煩他們，我知道開車載我回去那裡必須繞好大一段路。他們溫柔而堅定地向我解釋，還要走很久才能走到出口。看著他們的制服，我突然懷疑他們不是真的警察。不過話說回來，除了跟他們走，我又有什麼選擇呢？

我坐上警車，和他們一起繞了一大圈，他們在路上一直和我聊天，但我從頭到尾都沒有揭露我罹患失智症的事實。我們終於回到我最初走錯的地方，警察檢視了破損欄杆的缺口，我向他們指出我原本要走的步道就在幾英尺之外。突然間，有個男人出現，他直接叫我的名字向我打招呼，看來他和我住在同個村子，跟我很熟。他將其中一位警察拉到一旁說話，我清楚聽見他說：「她有失智症，有時候會搞不清楚狀況。」我尷尬地站在原地，被揭穿了。

那個男人和警察聊了一下子以後向我道別，警察接著說要送我回家。還沒有散步到的我出聲反對，但他們說：「今天先送妳回家我們比較安心，明天還有很多時間散步。」

我開始感到慌張。我不想讓他們知道我一個人住。我不知道他們會怎麼做——向當局機關通報？聯絡社福單位？警車後座的我緊張到口乾舌燥，感覺隨時會暈倒。經過通往村莊的路口時，警察問了我的地址，我突然靈機一動，給了我的女兒潔瑪的地址，暗自祈禱她和我女婿史都華在家。

警察開到他們家門口時，史都華一臉擔憂的出現在門邊，隨後潔瑪也出現了。

「因為我在散步時遇到麻煩，所以警察才送我回家。」我在他們開口前搶先發言。

好險警察沒有問任何問題，把我送到之後就離開了，希望他們忙著打擊犯罪，早就忘了我的存在。

就在此時，我睜開了眼睛，無法判斷剛剛那一切是否真實發生過。我環顧四周，我人在自己臥室的床上，可是那些畫面和情緒好真實，我的心臟還在狂跳，頭還是很暈。我繼續躺著，試圖釐清那是不是昨天發生的事。我想傳訊息問潔瑪，但又害怕那些只是潛意識在搞鬼，不想讓她擔心。

現實還是夢境？直到今日我還是無法確定……

嬰兒渴望照顧者的碰觸和撫慰，而母親渴望寶寶的肌膚貼著自己的感覺。我還記得以前餵奶的那些日子，我的女兒喝奶時會伸出小手，輕輕地握住我的指頭。觸覺是嬰兒早期發展的關鍵，能夠讓媽媽和寶寶立即產生交流，無論人類或動物皆是如此。也許失智症會讓人回歸動物本能，更慣於透過直覺的觸碰來獲得安全感。

隨著年紀增長，我的孩子也變得越來越有自信，原本上下學路上總是緊緊牽著我的女兒，變得只想自己探索世界。不過她們在學校過得不順心或是遇到值得慶祝的事情時，還是會抱抱我，或是依偎在我懷裡撒嬌。我們不管活到幾歲都忘不了人類碰觸的重要性，不過除了女兒以外，我以前其實很不習慣觸碰他人。失智症改變了這一點：我變得想要擁抱遇見的每個人，至少是讓我直覺就有好感的那些人。我會區分一個人善不善良，每次看到有人做出善舉時，我都好想擁抱對方以表示感激，讓他們知道那些善舉意義有多重大。我變得想要擁抱女兒更久、抱得更緊。是失去抑制力的緣故嗎？是不是我之前沒有勇氣承認自己變得那麼黏人？又或者擁抱反映出內心深處的情緒：也許觸覺能在難以用言語表達的時刻派上用場，立即讓對方知道你在乎。

我會變得這麼依賴觸覺也有可能是獨居的緣故。平常心情低落時，沒人可以抱抱我，這樣當我在有機會抱著女兒時不想放手，好像也不意外了。我已經習慣了失智症造成的角色對調——現在是我的女兒緊盯著我的行蹤，追問我幾點到家；現在是我需要牽著她們的手才能感到安心，知道有人陪著我。

觸碰在每個人的生命中都扮演了不可或缺的角色，就算我們不一定願意承認——也許我們將坦承自己渴望牽手視為示弱的表現。也許失智前的我因為被男人傷害過而退縮，不想再被任何人碰觸，認為擁抱屬於那種我想避開的深刻關係，害怕再次受傷反而讓我和所有人保持距離。不過在得了失智症之後，那種恐懼消失了——和面前的新挑戰相比，那種恐懼根本不值得一提。

就算不願意承認，有失智症的人其實很渴望和他人接觸。二〇一一年一項澳洲研究發現，每天進行十分鐘的腳部按摩就能改變失智症長照中心患者的行為。該研究形容住在布里斯本某間照護中心的患者表現出「激躁行為」（agitated behaviour），根據那項研究的定義，激躁行為包括攻擊性行為（aggression）、到處遊蕩（wandering）和重複提問（repetitive questioning）。（我很討厭「激躁行為」這個說法；我覺得行為「問題」通常不是有失智症的人刻意為之，而是出自於需求未能獲得照顧者的理解，因此這是我的地雷。）

研究人員發現，患者接受十分鐘的專業腳部按摩後，「激躁行為」出現的頻率大幅下降，效果甚至延續到按摩結束兩星期後。研究人員判斷這是因為「按摩讓語言能力退化的人也能覺得獲得了有意義的交流」。針對前面提到的那些「行為」，照顧者通常會用藥物進行治療，但那些藥物可能有副作用；他們甚至可能採用更糟糕的做法，像是直接約束被照顧者的行動自由。相較之下，按摩只有好處：接受按摩的人可以和按摩的人進行眼神交流，也許還能小聊一下，感受肌膚受力的感覺。

這份研究很值得獨居失智人士的照顧者參考。我女兒莎拉是護理師，她會為病患按摩手部，讓他們不要那麼緊張，而且按摩很簡單，任何照顧者都做得到。許多照顧者覺得和被照顧者變得疏離，卻又不確定如何展現兩人之間的情感聯繫，而手部按摩就是展現情感的好方式。按摩甚至能傳達出文字無法表達的意義：對方透過按摩時間和你一起放鬆，因為你值得他花時間陪伴。一個舉動就能勝過千言萬語。

若有人能在我陷入混亂時牽著我的手，在我感到困惑、迷失，或是在陌生環境手足無措時指引我，那將讓我感到無比安心。很多有失智症的人走路不穩，有時我們需要別人攙扶或引導，有時則只是想確定有人陪著我們，可以慢慢來沒關係。當我們身處迷霧之中，看不清楚一切時，輕碰我們的手就能喚回注意力，溫柔地帶領我們回到現實，不再慌張。碰觸就能傳達出「我在這裡」的訊息，不需多言。

我從二〇二〇年開始請女兒潔瑪幫我剪頭髮。她一開始有些猶豫，擔心剪不好，雖然我說我不太在意自己的外貌。重點其實不是髮型長怎樣，而是我們相處的時光。剪髮可以讓兩人貼近距離，愉快地聊天，充滿愛意的溫柔觸碰也讓人心情很好。

第一次剪完頭髮，我在三個星期後回去請她幫忙修剪髮尾。潔瑪這次下手更有自信，我們笑得更大聲了。聽到電動理髮器發出不太對勁的聲音，我才意識到她失神了，抬頭時剛好看到她的臉上滿是惶恐。

「那肯定是二號刀頭而不是七號刀頭。」我說。

「很有可能。」她回應。

我們笑到倒地。反正頭髮會再長出來。

02

關係

如何與周遭親友維持連結

我依然能夠想起年幼的潔瑪和莎拉盤腿坐在地上練習綁鞋帶的畫面。只有五、六歲的她們一直綁不好鞋帶，小小的手指不斷打結，好像永遠沒有成功的一天。之前我都幫她們買有扣環的鞋子，套上後只要扣上兩個扣環就能直接出門，去公園、遊樂場、商場，以前我們常常去各種地方冒險。後來，她們哀求我買和朋友一樣有鞋帶的鞋子——那些朋友早已學會如何將鞋帶穿進金屬鞋孔。我的女兒肯定認為那是長大才能學會的技巧，難怪她們那麼想學。我們練習、練習、再練習。準備出門時我從不會催促女兒或給她們壓力，只是靜靜看著孩子全神貫注地用食指和大拇指捏著鞋帶，努力綁出蝴蝶結。

我也記得童年的我做過一模一樣的事，坐在壁爐前的紅色阿克明斯特花毯上認真練習綁鞋帶。我在學校時鞋帶鬆了，只好拜託老師幫我重綁，結果招來壞心男同學的惡意嘲笑，我感到丟臉至極，下定決心要學會自己綁鞋帶——現在我在女兒的臉上看到同一股決心。

我買了專門用來練習繫鞋帶的鮮豔紙板，鞋子形狀的紙上面有鞋孔和預先穿好的鞋帶。我們在客廳待了無數個小時，一起練習綁鞋帶，直到其中一人終於站起來，臉上充滿喜悅，眼神閃閃發光，興奮地走過來向我展示她的成果。

上手之後，這個日常的動作對她們來說肯定簡單得不得了，不過那就是母親的職責：協助女兒想辦法突破看似無法跨越的阻礙，教會她們獨立必需的各種技能。父母將孩子帶來這個世界上是為了讓他們有一天能離開。我們栽培孩子，培養各種才華和技能，讓他們有朝一日能展翅高飛。我們鼓勵孩子嘗試新事物，在第一次嘗試失敗時提供慰藉，成為孩子的避風港，即使有時受傷的只有自尊。然後我們再次把孩子推到外面的世界——至少我是這樣做的。

當初為孩子規劃人生時，我完全沒料想到有一天我們會角色互換，變成她們照顧我，甚至幫我綁鞋帶。但是人生就是這麼有意思，讓人再次回到原點。我穿同一款健走鞋穿了二十年，我穿著它去三峰地區（Three Peaks）爬山，還去其他地方和萊克蘭（Lakeland）走了好幾英里。我沒想到有一天我會盯著鞋子看，完全忘了怎麼綁鞋帶。鞋帶垂在兩側，對我來說看起來就像打結的毛線球一樣難解。我感到無助、無望，最後必須請莎拉跪在我面前幫我綁鞋帶——就像我以前為她做的那樣。我沒想到會變成這樣，也不希望變成這樣。她的那個舉動讓我覺得好多事情都變了，可是我還不願接受。我還沒準備好讓女兒成為照顧者，現在不行，未來也不行。我必須找到別的解決辦法。

我最後找到的解決方案很簡單：懶人鞋帶。我請莎拉幫忙把舊的鞋帶換掉，現在我只要雙手一拉就能繫緊鞋帶，繼續穿著那雙愛鞋出門。又解決了一個問題（雖然下一個問題可能沒這麼容易破解），我暫時維持了獨立狀態。

照護的方式

別以為診斷出失智症只會影響一個人，雖然這是大腦內部的疾病，它也會改變周遭所有人的人生。

失智症的診斷過程可能會讓人感到孤獨。我每次都一個人去看醫生，即使

「失智」一詞一再默默出現在各項報告，想假裝沒看見都沒辦法。確診後，震驚之餘，我明智地請醫師直接和我的女兒說明，因為我知道她們會有我回答不出來或是不方便在我面前問的問題。我目送女兒走進診療室，她們看起來像是兩個懵懵懂懂的小孩。雖然這裡有一位可能握有所有的答案的專家，可是跟所有剛得知失智症診斷的人一樣，我跟女兒都不知道從何問起。即使如此，我覺得那仍然是個好的開始，我的女兒也有機會提問，了解她們必須知道的相關資訊。我很清楚我的病也會影響到她們，也會改變她們的人生。

現行的失智症診斷流程過於冰冷：醫院會檢查我們的大腦，看看是哪個連結失靈或整個消失，確認根本問題是漸進性疾病後就直接打發我們，沒有任何後續追蹤或衛教宣導。如果我得了癌症、糖尿病或是腦中風，醫生有可能讓我直接出院嗎？那麼為何罹患腦部疾病的人卻沒有獲得任何後續照護或支持服務呢？

沒有任何失智症相關的社會支持（出乎意料地，早發性失智症患者能取得的資源甚至更少），可是卻有無數伴侶和兒女突然被迫成為「照顧者」，他們不知道失智症將如何改變人生，在毫無準備或規劃的情況下背負起社會的壓力和期望。這些家庭照顧者加起來人數高達六十七萬人，每年為英國國民健保署省下約一百一十億英鎊，可是社會一點都不重視他們。英國明明面臨人口持續高齡化的問題，但卻沒有積極投資這一塊。

我一直呼籲大眾關注失智症患者缺乏後續照護的問題，也提倡對患者詳細解說失智症可能會造成的影響（這本書就提到了很多種），讓我們能做好準備，大幅提升失智生活的品質。這一點也適用在我們的親朋好友身上，如果他們知道失智症會帶來什麼變化，或者有管道詢問專家：「這樣正常嗎？」他們就能預先準備，好好面對失智症。解決辦法就是這麼簡單，這樣做就能大幅改善患者本人以及照顧者的體驗。

布拉福大學（Bradford University）的研究員莎迪亞．帕琳博士（Dr Sahdia Parveen）邀請我參與她的研究時，我欣然接受了。那項研究叫做提供照護希望研究（Caregiving HOPE Study），目的是探討失智症診斷如何影響被外界賦予照護義務的病患家屬。我常收到研究計畫的邀請，因為我熱愛參與研究，也因為我們必須更了解失智症才有可能智取它，不過帕琳博士的研究主題特別吸引我。她想研究以下兩種人的異同：由於文化背景自認有義務照顧父母或親戚，但是可能沒有照顧意願的人；願意照顧親人，不過對於實際上需要付出的心力沒有做好準備的人。在我看來，這兩種情況都會慘烈收場，但要怎麼深入了解這些人的想法呢？

過去這些年來，我在現實生活中遇過很多類似的案例：太太埋怨罹患失智症的丈夫破壞了兩人的退休計畫；女兒想要親自照顧媽媽，但是因為相關支持資源實在太少，最後累到病倒。很少人能在照顧患者和照顧自己之間找到平衡，不過偶爾還是出現一些激勵人心的正面案例。我認識一個需要照顧失智丈夫還有兩個年幼孩子的女人，她成功申請到每日支持服務，讓一家人有辦法過著還算安穩的生活，可惜這種協助或喘息服務不是人人都有辦法獲得。

根據帕琳博士在研究中引用的數據，未來南亞裔（巴基斯坦人、孟加拉人和印度人）的失智人口將成長七倍，英國白人的失智人口將成長兩倍。共有七百二十三位照顧者完成第一份問卷，其中一百八十七位受訪者為南亞裔，五百二十二位是英國白人。調查結果顯示，雖然這兩個族群提供實際支持的意願一樣高，但在提供情感支持和護理方面，英國白人的意願較高，對於照顧親人也比較有自信和準備。研究發現「因為文化背景自認有照顧義務的人，其照顧意願不一定比較高，準備也不一定比較充足……而照顧意願較高的人，準備會比較充足」。研究也發現準備充足的人「更常提到身為照顧者的收穫，較少提到負擔，焦慮和憂鬱的程度也較低」。英國白人比較沒有必須照顧親人的外界壓力，但說不定正是因為他們能夠選擇成為照顧者，才會認為自己的準備程度較充足；反面來說，被文化賦予照顧家人的義務的那些人，並沒有因此自認做好準備。

很少人會在實際出現照護需求前就和家人討論對於照護方式的期望，這很正常，畢竟每個人都忙著過自己的人生，我就是如此。但是帕琳博士的研究告訴我們，若能事前做好準備，就能提升親人的照顧意願，更重要的是，照顧者的照護能力也會隨之提升。

▼照護如何改變關係

照護的方式主要取決於失智症的類型，不過最大的關鍵是照顧對象的個性。平常人類本來就會隨著年歲增長而改變，有些人老了以後變得溫和，有些人變得更暴躁，而失智症也是可能改變性格的因素之一。可是這種病仍然只是其中一個面向，你必須把對方放在第一位，而不是只看到他得了失智症——你必須平等地對待有失智症的人。

事前是否做好準備會讓人生截然不同，對失智症患者和照顧者來說皆是如此。以下是接受帕琳博士訪問的照顧者分享的內容：

「很難知道未來會發生什麼事，不知道比較好……你不知道自己會多常發脾氣。最出乎我意料的部分是那些憤怒和內疚的情緒，雖然我當初知道自己應該會常常生氣或感到愧疚，可是實際體驗到這些情緒還是……有時我會因為她一直重複問同樣的問題生氣，我會說：『閉嘴，妳知道我已經回答過一百次了。』可是她還是不懂，她就是忍不住一直問。我會說：『給我閉嘴。』我自己也會嚇一跳。我還是對於很多事情感到內疚，很多事情我當初應該做得更好，應該處理得更好。如果我一開始就知道後來會如何發展，我會忍受她的激躁行為更久；如果我事先知道會出現什麼狀況，我絕對不會讓她住院，絕對不可能同意。我當初可以用好多方法保護她，有好多應該做到卻沒有做到的事，可是話說回來，我只是個凡人。」

「大家需要做好準備，需要有無限的耐心，想辦法讓自己休息充電。我知道很多人不放心離開對方太久，但照顧者一定要有自己的時間……以前我的太太的朋友會來我們家，帶她出去一、兩個小時，讓我能稍作休息。可是我可能沒有善用時間用對的方式充電，而是趁太太不在時匆忙處理大大小小的雜事，因為那些事在我『帶著』太太的情況下必須花好幾天才有辦法完成。」

俗話說的好，為別人戴上氧氣罩之前，記得先為自己戴上。能量透支的照顧者沒有辦法照顧別人。很多照顧者在接受帕琳博士訪問時表示，好好照顧自己（例如和朋友出去喝咖啡或是去髮廊剪頭髮）讓他們更能勝任照顧者的角色，接受照護的人也能因此獲得更好的照護。

失智症會永遠改變伴侶之間的關係。有時候是好的改變：我在旅行中認識的一個女人告訴我，她的丈夫原本經常對她施暴，但在失智後性情變得溫和，成為她多年來夢寐以求的那種另一半。遺憾地，有些人的經驗恰好相反，伴侶因為罹患失智症而變得更陰晴不定和暴力，匹克氏症（Pick's sdisease）或類似失智症的患者特別容易出現那種情形。

我問了幾位朋友他們和伴侶的關係在診斷出失智症後有什麼變化：

「我和先生的關係比從前好很多，我們現在更幸福了。如果我請他把食物從烤箱拿出來，因為我自己來比較危險，他會馬上過來幫忙，相較之下，以前他總說『我沒空』。現在他都會幫我。我以前覺得我是他的累贅，但現在我都會請他幫忙，因為我知道他不介意。」

「我最討厭她試圖做一些做不到的事情。她不會直接請我幫忙而是先試著自己來，弄得一團亂之後還是得由我善後。我希望她能直接讓我來，直接請我幫忙。」

「我和太太的關係有了大幅的改變。我現在習慣走在她後面。我會擔心自己說錯話或做錯事，但我很幸運，她很能幹，總會將我帶到對的位置。我在體能上還是有辦法做到我想做的事，像是打網球或走路之類的。只是有時候我會突然感到困惑，這是哪裡？我在做什麼？那種時候她就會讓我回到現實。」

「有些人會在同居者覺得他做不到某件事時直接幫對方完成，我不確定那是好的做法。我盡量『協助』而不是『直接動手』。我們現在還是很快樂，會大笑，會玩得開心。」

「我們相處的時間比以前多很多，大致上來說是好事，但是我的太太遇到的問題之一是她再也無法獨自出門。雖然我們已經住在這裡四十年了，但她出門就會迷路，所以如果她想去某個地方，我必須陪著一起去，有點麻煩。」

每次被問到得了失智症後該怎麼維繫關係，我都只有一個答案：繼續說話。我承認這件事做起來可能沒有聽起來那麼容易，端看個人願意投入多少心力。還記得那一天，我在香味四溢的廚房準備了各式各樣的糕點，準備坐下和女兒討論醫療代理的事情。甜點是我讓那段對話不要那麼難堪的方式，每個人會知道最適合他們家的做法是什麼。

當初我太天真，以為這種尷尬的對話只需要發生一次，畢竟我們已經先處理完最難以啟齒的議題了。那次我們備好紙筆和熱茶，仔細討論了各種事宜，從我在完全失智後希望接受什麼樣的照護，討論到性命垂危時是否希望放棄急救。我當時就看得出來，兩個女兒面對同樣議題的反應截然不同。雖然我說這是在練習說話，其實它實質上是在練習聆聽。當時的我並沒有料想到，我們之後必須在每個新的挑戰出現時，一再進行這種對話。

從日常對話中就知道語言有可能造成各種誤會。就算你直接和某人對話，對方還是有可能誤會你的意思。就算兩個人認為彼此是用同樣的方式談論同一件事，他們之間還是有可能出現誤會。再加上一種難以預測、衰退速度不一的漸進性疾病，溝通時可能出錯的地方又更多了。

每個人都會擅自揣測他人想法，連對親人也是。說不定我們對親人更容易犯下這個錯誤，因為我們太習慣用簡略的語言溝通。正因如此，討論重要的議題時，記得一定要確定大家都知道討論的內容到底是什麼。就算是「照顧失智親人」這麼簡單的字眼，每個人認知的意涵可能都不一樣。照顧有很多種詮釋方式，隨著時間演變和疾病惡化，大家可能需要重新坐下來討論，確認照顧的意涵。對我來說，需要「照顧」，代表我已經進入沒有能力照顧自己的狀態，在生理上和心理上都無法繼續安全地一個人住。我的女兒都知道我不希望她們成為我的照顧者——從我確診的那一天起，我就說得很明白，一直都沒有改變心意。我希望女兒能來探望我，一起喝茶聊天、帶我出去玩，共同享受快樂的時光。我不希望她們在忙碌一天後還要來我家幫我洗衣服、打掃家園，甚至更糟的，幫我洗澡。我要她們過自己的人生，不要為了做任何照顧者會做的事情影響到生活。我想永遠當她們的媽媽，無論是以什麼方式。我必須覺得她們還是需要我，我還是能照顧她們，就算我能做的不如從前。

失智症會加速角色互換的速度。我想盡辦法讓這件事不會發生。罹患失智症前，我的女兒即使長大成人了還是會尋求我的建議，問些關於烘焙或裝飾的問題。失智後的這些日子，她們越來越少徵詢我的意見，但我仍然透過各種微小的事情捍衛我的母親身分。這是我在人生中最重要的角色，重要性遠遠超越世界上的所有事物，包括失智症，我會用盡全力守護這個身分。我很不喜歡麻煩女兒幫忙，我現在雖然不自己開車，但我只有在真的無法自行搭公車或火車時才會請女兒載我。若要說真心話，我確實覺得現在和女兒的互動稍嫌單向。我記得不久前的某一天，我在晾床單時突然想到住在公寓的莎拉。她是護理師，常常需要加班，她家也不方便曬床單，所以我也許幫得上忙。問她能不能每週幫她洗床單讓我心情超好。她會定期幫我去超市採買，幫她洗床單讓我們再次變得平等。這是對雙方都有利的安排，是媽媽原本就會幫孩子做的事。

如同帕琳博士的研究所述，某些文化認為成年子女照顧年邁父母是理所當然的事，多代同堂很正常。但在西方文化中，這種情況很少見，多數人沒有和親人住在一起，社群連結也不如以往。父母知道孩子有自己的人生，因此在心態上可能抗拒接受孩子的協助，就算孩子主動想要幫忙也是如此。我有一位有失智症的朋友甚至說服她的女兒搬到離她家好幾英里遠的地方，因為她怕女兒住太近的話會覺得自己必須照顧媽媽。她的女兒已經要照顧身心障礙的丈夫還有兩個幼兒，我的朋友不想增加她的負擔。

對別人而言，照顧可能是更廣義的協助，一百個人就會有一百種定義。照顧可能是貼身照護，像是幫某人洗澡，攙扶他進出浴室；照顧也可能是邀請對方去你家共進晚餐，讓他們參與你的日常。由家庭成員擔任照顧者不一定適當，因為照顧者與被照顧者的關係可能不夠親近或積怨已久。此外，提供照顧的人可能會擅自決定怎麼做最好，沒有考慮到失智的家人本身是否想要獲得那種照顧。我記得帕琳博士的研究中有一個小故事：有一位南亞裔的女士每天晚上都會收到家人用保鮮盒裝好送來的咖哩，問題是她只想吃炸魚薯條。

照顧的內容會依各個家庭的狀況有所不同，相關人士可能要隨著期望或需求的變化適時重新定義照顧的內涵。以下是帕琳博士的受訪者分享的內容：

「我不希望被視為我媽的照顧者；我想要當她的女兒，或是像我妹妹說的，我想要能夠探望我媽後就離開。我想要跟從前一樣當個女兒就好，可以隨意去她家造訪、帶她出去玩、共進午餐、參觀漂亮的房子，而不是一到她家就開始幫忙洗衣、煮飯、打掃，確認她的社交活動安排沒有問題。我不想被視為她的正式照顧者，但我覺得自己別無選擇。」

「我覺得我被迫成為照顧者。一部分的我想要當好相處的好女兒，說：『她是我媽，我願意為了她做到。』我超級佩服那些和父母同住的人。」

以女兒身分提供照護

面對這種照護的兩難，任何反應都很合理，一切取決於當事人的想法。我和女兒在我罹病後一路跌跌撞撞、不斷摸索，就算莎拉是擁有豐富照護經驗的腫瘤科護理師，這對她來說仍然不容易。我請她寫一小段文字分享她自己的旅程：

照顧／關心（caring）——這個字眼有好多不同的意涵，我當然關心我媽媽，但我會照顧她嗎？我不確定。我媽說過她永遠不希望由我親自照顧她。我當然有能力照顧她，畢竟我在醫院都在照顧病人，但這是我媽媽的主要訴求之一，我尊重她的想法。與其說是照顧，我們的做法是互相協商；我會做飯給她吃，帶她去採買，幫忙做一些家事，有時候幫忙處理財務問題，幫她掛號並且盡量陪她去。我們會去海邊或風景區拍照，那是她最喜歡做的事。我只要休假就會去她家探望她或是打視訊電話給她。我覺得以上大多數都不是真正的「照顧」。恰好相反，很多照顧者可能會羨慕我們竟然能做那麼多好玩的事情，況且這些本來就是我和親朋好友會一起做的，對我來說，我們的互動如同普通的母女。

我想差別可能在於我不太需要擔心其他家人或好友，但是我會擔心媽媽。現在她出事的機率變高了，讓人心中隨時存在些微的焦慮感。我後來逼迫自己學會不要活在擔憂和恐懼之中。在醫院照顧病人時，我完全支持病患為了改善生活品質積極冒險，不過我們會時常進行風險評估、限制活動時間、訂定各種規範與流程，確保病患不會在醫院環境中受傷。我的母親是位極為獨立的女性，不願聽令於人，醫院的那一套不適合她。我和我媽相處時必須完全放下在醫院的思考模式，只要她稍微察覺到我要用醫院那一套對待她，她會馬上把我趕出去。

真要說的話，我必須停止擔心她。有次她受邀到在義大利舉辦的失智症論壇演講，我們在義大利待了四天，趁會議空檔出去觀光。有一天早上，導遊帶我們去某個超美的景點，中間需要走一小段石頭路。我媽在罹患失智症後走路變得不穩，比較容易跌倒，中間她一度被小石子絆倒，不過很快地自己找回平衡，繼續向前走。導遊說我看起來好放鬆，沒有隨時準備衝過去扶她。可是我明白，身為她的女兒，我的任務就是讓她能夠維持獨立，而若要做到這一點，我必須停止擔心會發生什麼事。我以前常常擔心她跌倒骨折、摔破頭，甚至發生更嚴重的意外。但是說到底，如果我緊跟在身旁，無微不至地保護她，她散步時也不會感到快樂。所以現在我會告訴自己，會發生的事就是會發生，但只要某件事令人感到快樂，那就值得去做。不過我承認，有時我會故意走在她前面，這樣才不必看著她跌跌撞撞。

我聽過其他兒女分享他們的經驗，感覺他們和父母的角色完全對調了，晚輩變成了長輩的家長。我並沒有那種感覺。當然，我現在必須更負責，更常撥出時間幫忙媽媽，但那都是為了讓她能夠獨立生活而不是依賴我。若你的親友剛診斷出失智症，我會建議先退後一步，靜觀其變，不要急著插手幫忙。我費了好大的功夫才學會，畢竟這樣做完全違反直覺，當你深愛對方而且知道自己幫得上忙，你只想立刻介入。事實上，最能展現出愛意的方式其實是放手讓他們做自己，讓他們保有自我認同。

莎拉寫的內容讓我想起從前照顧她的時光，想起膽戰心驚地看著孩子獨自攀爬高山，祈禱他們不會出意外或摔下來。沒錯，某些角色確實對調了，但兩方之間應該互換成這一種關係：透過充滿體貼的放手讓對方能過更好的生活，而不是剝奪對方的能力。

父母時常對年幼的孩子說，「小心點」、「注意安全」、「危險」、「你覺得那樣做對嗎？」身為家長，我們一直注意哪裡可能會出意外或出差錯，認真保護寶貝孩子，不希望讓他們受到任何傷害。但是大多數的家長總有一天會頓悟，我們必須給孩子犯錯的空間，他們才能從錯誤中汲取教訓（也可能不會），然後調整自己的行為，降低受傷的可能性。我們需要給孩子空間、全心支持他們，讓他們有機會獲得新的體驗和冒險，自由嘗試新事物。大部分父母都會提供這樣的安全網，讓孩子知道爸媽總是看顧著他們，可以放心地自由嘗試並從錯誤中學習。就像莎拉說的，這和照顧患有失智症的人不是一樣嗎？

莎拉小時候不像其他小朋友那麼有自信，但是不管她朋友在做什麼，她都堅持要跟著做。我記得以前帶著三歲的莎拉去參加共遊團體，一群小孩在中間玩耍，媽媽們則圍著孩子坐著，喝茶聊天。有一次莎拉受到色彩繽紛的塑膠攀爬架吸引，全神貫注地看著其他小孩費力地爬上去，再從另一邊滑下來。有些媽媽會牽著孩子的手，那些孩子小心翼翼地往上爬，不時踉蹌，挑戰艱難無比的任務；也有一些媽媽繼續自顧自地聊天，只有在孩子受傷時才會過去幫忙。現在回頭看，我認為那是我在成為人母後第一次理解我必須放下對於可能發生什麼事的恐懼，這和莎拉前面形容的還真類似。

我坐在旁邊，一邊聽大家聊天，一邊盯著莎拉。我也想要完全不去看她，讓她自己嘗試，但那真的很難做到，如同長大的莎拉也很難放下關於我的恐懼。我不希望她因為我在看著而不敢嘗試，所以我假裝在看其他小朋友，時不時向她瞥一眼，偷看正在思考路線的她。我還記得那個畫面，她神情專注，一次踩一條繩階，雙手緊抓兩側，把小小的身體拉上去，最後成功登頂。她驕傲地站在上面，跟其他小孩一樣開心地邊跳邊尖叫，此時我才讓她發現我，對她露出和她一樣燦爛的笑容。

我也可以跟某些家長一樣直接把她抱到平台上，可是那有什麼樂趣呢？那樣莎拉會獲得同樣的成就感嗎？有的時候父母就是必須讓孩子自己主導體驗，自行評估風險。這對父母來說有時不容易，而現在我也明白，失智症患者的成年子女同樣也很難放手讓父母自己去嘗試。以莎拉來說，透過不要急著插手幫忙，她讓我有能力過著更獨立的生活，對此我很感激。就像莎拉說的，如果有人一直監視著你，禁止你做這個、做那個，或者將你生活中所有事情都交給別人處理，那樣的人生有什麼樂趣呢？一般人很難想像這一點，特別是那些愛我們的人，像是我的兩個女兒，但是放手能讓罹患失智症的人拿回自己的人生，對我來說這就是世界上最棒的禮物。

關於獨居

全球罹患失智症的人口估計約有五千萬人，而且預計將在二〇五〇年之前增加到一億五千兩百萬人。在加拿大、法國、德國、英國和瑞典，有三分之一至二分之一的失智症患者一個人住。除此之外，在全球所有單人家戶當中，年長女性的人口成長得最快。獨居的年長女性就是指我這種人。對於這個發展趨勢我並不意外，我這一代的女性不再受到離婚的污名束縛，越來越多人選擇一個人住。若再考慮到同樣攀升中的失智症人口，這代表了什麼？

罹患失智症之前，我也曾經感到好孤單，希望有人能陪著我。我在一九八八年離婚，當時兩個女兒一個四歲、一個七歲，後來我獨自將她們拉拔長大。罹患失智症前的那些年，有時我也希望離婚後的自己能有個伴。當我在職場上遇到挫折，我好希望回家後有人聽我吐苦水，能夠有人抱抱我，告訴我一切都會沒事的。當我教養女兒遇到問題時，我好希望有個諮詢對象，可以問他：「你有什麼看法？」當我週末獨自到餐廳用餐，看到其他桌都坐著聊得起勁的夫妻或情侶；當我晚上躺在床上，感受不到另一個人的體溫，聽不到另一個人的氣息，這些時刻都會讓我渴望擁有另一半。

得了失智症之後，我偶爾還是會出現這種想法。如果我有伴侶，對方能在我忘記重要日期時提醒我；在我感到孤單時靜靜坐在我的旁邊；兩人用默契溝通，只要一個微笑或眼神就能心領神會——這種陪伴意義重大。若是我需要去某個地方，可是世界看起來有點模糊不清，光是有人陪伴就能讓我感到安心。我希望能和某個人分享生活中特別的時刻，像是當我散步途中遇到雀鷹俯衝降落在面前，真希望能問對方：「你看到了嗎？」我希望能有人和我一起大笑——真的放聲大笑。看到其他夫妻或情侶有說有笑，有時我覺得自己就像尷尬的少女，被大家排除在外。如果我忘了關火，沒人會幫我關；上次打不開保鮮盒時也沒人能幫忙，讓原本要煮湯的我只能改吃三明治配茶。

即使如此，大家可能意想不到，我還是覺得有失智症的我比較適合一個人住。

不會有人催促我或質疑我。我最需要的就是更多時間，我的大腦無法快速運轉，所以別人能對我說的最糟糕的話就是「快一點」，短短三個字就能讓我陷入恐慌與混亂，覺得自己一敗塗地。一個人住的話可以自己掌握時間，照自己的步調行動。

不會有人質疑我為什麼想不起來。被外界不斷提醒我想不起來只讓我覺得自己很失敗。「記得嗎？」、「妳肯定記得。」……這些話是在傷口上灑鹽。現在如果有人對我說那種話，我不會回應，而是讓他們繼續說下去。這樣比較簡單，否則對方會試圖用其他對我來說同樣無關緊要的細節喚醒我的記憶。我常常看到夫妻對另一半用「我昨天就說過了」的語氣說話，讓對方因為又被念一次看起來既迷失又喪氣，像個挨罵的孩子一樣。

我不需要為了我的行為找藉口，就算出錯也不會有人小題大作。如果早上起床後發現前一晚熱的食物還在微波爐，我只要把食物倒掉，把碗洗了就好。若有人和我住在一起，對方可能會擔心我少吃一餐，或是覺得我浪費食物，也有可能因為我弄得一團亂而不高興。對我來說這種事沒什麼大不了，只希望下一次自己會記得食物還在微波爐。

我不會因為讓別人動手比較簡單或比較快就請別人幫忙。不管需要花多少時間，自己嘗試永遠是比較好的做法。失智症會奪走許多讓我們覺得自己有人性的微小獨立時刻，我們最不希望遇到的狀況就是失去所有獨立性。我在夫妻身上常常觀察到這種問題：準備好出門的一方因為另一個人拉外套拉鍊時動作太慢而感到不耐煩，他們會說「我來比較快」。這五個字讓人聽了很無力，至少有失智症的人是生病而不得已，另一半卻只是沒耐心。如果哪一天我拉拉鍊時遇到困難，沒關係，那就不拉拉鍊，直接出門——會冷的話再拉緊外套裹著身體就好。

我狀況不好的時候不會有人念我。在那些迷迷糊糊的日子，得了失智症已經夠糟了，如果還有人一直問「你怎麼了」或是「需要什麼幫忙」，那真的很煩人，就算對方是出於好意也一樣。如果需要臨時改變計畫，我不必因為讓別人失望而感到內疚。有一對夫婦的故事讓我印象深刻：那位太太告訴我，他們夫妻兩人原本約好要去朋友家喝咖啡，他們和那位朋友已經好幾年不見，所以她很期待。但是她的丈夫那天狀況不好，只想待在安靜的家中，不想和人寒暄。那位太太很失望，連在對我述說這個故事時都還是透露出失望感，我也能清楚感受到她的丈夫有多內疚。「她應該獨自赴約的。」他說，可是那個女人想以夫婦身分一起前往。

我很高興沒人會逼我說話。沉默是我的朋友，我的兩個女兒都知道我很享受安靜的時光，她們只要靜靜地在旁邊陪伴就能讓我感到幸福。我獨自在家時，可以好幾個小時不說話，不需要跟任何人硬聊。我覺得另一半不想說話的人很可憐，兩個人同住一個屋簷下自然會想和對方說說話，若對方因為找不到對的字眼而開不了口，那肯定讓人覺得很孤單。如果我剝奪了別人聊天的機會，我一定會覺得很內疚。

我不需要思考自己是不是讓別人不高興了。思考有時很累人，要弄清楚自己是否惹毛了某個人或是背後的原因也會令人耗盡精力。和女兒相處時，我只要透過表情或語調就知道她們不高興了，我會立刻感到難過，趕快努力彌補。以夫妻來說，有時一方早就忘了前一天在吵什麼或是說了什麼難聽話，但對方可能耿耿於懷，無法重歸於好。夫妻之間也有可能因為覺得不被對方理解或是需求沒有獲得滿足而心生怨懟，那種情緒會滲透到感情的所有角落，但是其中一人卻渾然不知。如果你忘了自己如何傷到對方，你要如何向他道歉？沒有失智症的那一方要怎麼原諒，當他們已經原諒了一千次？

我不需要擔心自己的做事方式跟別人不一樣。為了不要被電線纏住，我現在都用無線吸塵器，這樣有什麼問題嗎？它的吸力也許沒那麼強，效果也許沒那麼好，但是它讓我有能力繼續自己打掃屋子。如果我有伴侶，對方可能會堅持使用普通的吸塵器，可是那樣我就不能用了，會覺得自己很無用——不過如果我很討厭吸地，那樣可能對我有利！

我說錯字詞、日期或名字時不會有人糾正我。我常常聽到別人在伴侶說錯名字時糾正對方。考慮到整體狀況，說錯一個名字真的有差嗎？如果你偷聽一群有失智症的人聊天，你會發現幾乎不會有人糾正對方。相反地，你會見證到真正的接納：大家會順著講下去。糾正別人只會讓對方變得支支吾吾，因為怕講錯而不敢隨意開口，搞到最後忘了自己原本到底想說什麼。

我不會覺得自己讓別人失望了，對我來說這是單身最大的好處。每個人結婚時都會和另一半一起規劃未來：一起變老變醜，一起過夢想的退休生活，在鄉間悠哉散步，一起慶祝佳節，還有其他很多很多的冒險。當其中一人遭逢變故，這些美夢就破碎了。我沒辦法接受那種情況，不願意看著另一半為了照顧我而失去美好未來。常常聽到一種說法，指稱最辛苦的是照顧者，有失智症的人會照常過日子；我猜大概是因為有失智症的人只能活在當下，但是我們的另一半則會想到原本的那些可能。當疾病惡化到讓我們判若兩人，我們根本不會注意到失智症造成的心痛、創傷和痛苦。

一個人住讓我必須想辦法解決日常中遇到的問題。單身會不會就是我的失智症沒有惡化的關鍵？能夠自己住是因為我面對了各種考驗並找到解決方案，這種維持獨居狀態、繼續找到解決方式的決心，讓我一天、一天戰勝失智症。

我現在很不喜歡別人來我家。我很不習慣有訪客，覺得那樣很奇怪，所以我不太適合接受居家照護，照護人員來我家只會讓我覺得很混亂。很多獨居的人都會發展出自己的做事方式和規律，被迫適應同住照顧者的做事方式只會讓他們十分不安。最近我問了兩位朋友對於同住照顧者的看法，兩人都用「焦慮」形容：他們覺得不可能有人可以全心接納他們原本的樣貌、願意用心了解失智症對他們的影響，而且不會強硬要求他們接受照顧者的照護方式。

連結的需求

雖然獨居有眾多好處，有時候人類還是會因為缺乏與他人的互動而感到孤獨。

劍橋大學出版社於二〇一九年出版的一份報告，研究了獨居者如何在社群中追求人際關係，就算只是短暫的接觸。無論是事先安排或是隨機發生的，這些會面提供有意義的接觸，讓受試者在社區中更有安全感，不會覺得那麼孤獨。我知道那是什麼感覺：在我感到特別孤獨的日子，我會算準出門散步的時間，希望能在路上遇到其他村民。當你一整天都沒有看到任何人類，只要一個簡單的招呼或笑容就能有驚奇的撫慰效果。這不只適用於有失智症的人，而是適用於所有人──我知道很多村民也會這樣做。我熱愛獨居生活，但我發現自己越來越孤獨，需要透過和人類接觸證明自己還是有能力聊天、還是有人願意和我互動，證明我還存在。某些人認為電視就有陪伴的功能，但是我不同意，我認為人的微笑比放在房間角落的家電有意義多了，所以我會出門散步，尋求和人交流的機會。

受訪者提到，就連在公寓樓梯的短暫交談都能讓他們感到更有連結感，「鄰居提供低度但穩定的日常支持」。這種支持很重要，它能抵擋可能會引發憂鬱症的孤立感。受訪者表示，他們因為發現定期接觸的人會留意他們而更有安全感。無論兩人之間的連結多麼單薄（對方可能只是受訪者常造訪的當地咖啡館的老闆），受訪者仍然認為如果他們好幾天沒出現，對方可能會幫忙通報相關機關。

無可否認的是：獨居的失智症患者緊急住院和營養不良的機率較高；他們

比其他患者更早開始接受長期照護；他們比較不清楚有哪些正式服務可以申請，也沒有同住的照顧者可以幫忙維護他們的權利。因此，有失智症的人確實需要外界支持才能一個人住，支持可能由家人提供，也可以由左鄰右舍或更大範圍的社群提供。不過如同多位朋友所表示，友誼在罹患失智症之後會變質。在那份二〇一九年的研究中，一名七十九歲的瑞典女性表示她的朋友圈變小了，她因此感到被孤立。她解釋，問題在於她的朋友不了解失智症，因此無法理解她為什麼記不得大家固定碰面的地點，讓她因為失智而感到羞愧，從此再也不敢出席聚會。

我剛發病時也遇過那種情況，現在我和知道我有失智症的人初次見面時也還是有那種感覺。我必須直視對方臉上的恐懼，用個性和對話讓那些恐懼消散。有時候需要多一點時間才會成功，因為有些人就是不相信失智症患者可以正常互動，抗拒把我當成普通人。不過，我通常可以說服對方先把我當成人看待，然後再看到失智症。當對方先是看到失智症，那就需要多花些時間改變他們的觀念了。

另一位朋友在診斷出失智症後也有類似的經驗。她說朋友漸漸與她疏遠讓她很難過，他們原本是多年好友，可是那些人就是無法理解，雖然她表面上看起來和從前不太一樣，但是內心仍然是他們認識的那個女人。她覺得不知所措，感覺自己被排擠。她的丈夫向我解釋：

我太太的朋友在她失智後都和她疏遠了。她有六個朋友恰巧都在去年喪偶，因此組成了互助團體，但是她跟不上大家聊天的速度，所以她們不讓她參加。她很難過，因為那些人是她的多年好友。

另一個有失智症的朋友這樣形容：「以前我都是負責籌備活動，我是婦女協會的主席，會開辦美術課程等。現在我覺得沒有歸屬感，不再是任何組織的成員，這讓我很心痛。我以前有自信多了，在失智後組織能力下降了。」

她的丈夫也同意：「問題不是伴侶和子女，問題在於維持原有的友誼和認識新朋友。她失去了認識新朋友或加入團體的自信，而且覺得很難找回那種自信。沒朋友是最大的問題。」

那份二〇一九年的研究發現，很遺憾，很多人在得了失智症之後似乎都遇到了社交失落（social loss）的問題。論文作者將這個現象歸咎於三大原因：社會對失智症的意義不理解、對失智狀況的接納程度不足，以及對失智症患者不夠體諒。研究結論表示，社群中的支持服務是提升大眾對失智症的認識以及讓社區對失智症患者更友善的關鍵。此類服務也可以提供必需的接觸，讓有失智症的人不會覺得被孤立，提高罹患憂鬱症的風險。話雖如此，英格蘭和蘇格蘭的公部門相關服務越來越少，中間的缺口常常必須由慈善組織填補。聽說十年前在我住的東約克郡曾有一個年輕型失智（Young Dementia）服務方案，不過由於當時沒有需求，它在我確診前一、兩年就解散了。我們不能仰賴慈善組織的志工提供應該由政府提供的服務，因為有些支持服務必須由接受過專業訓練的人員執行，但不是每個慈善組織都有經費雇用那種人。在診斷出爐後立即提供支持是最重要的關鍵，可以協助患者提升心理韌性，提醒他們罹患失智症並不代表被判了死刑。在蘇格蘭，相關機關在患者診斷出失智症後會安排一名照顧管理專員給他，專員可協助連結服務資源，不過這項服務僅為期一年。

劍橋大學出版社的報告建議「在社區中提供更多社交會面的場合，幫助社會克服世代隔閡並提升大眾對於失智症的認識」。報告表示：「檢視新興失智友善社群方案的最佳方式，就是觀察獨居失智居民是否能夠和病友與鄰居一同參與並活躍於當地活動。」

我同意，如果可以和其他人一樣以人的身分被社群接納，我們就能活著精彩，擁有歸屬感，相信整個社群也會感覺更棒。每一個人在人生中都須面對不同的挑戰，只是我的挑戰剛好是失智症而已。

有失智症的人作為照顧者

獨居的失智女性人數也許正在攀升中，不過還有一種人也越來越常見——自己患有失智症，卻又要照顧失智親人的人。隨著越來越多人診斷出失智症，總會有人面臨這種情境，我的好友艾格妮絲・休士頓就是其中之一。

我在二〇一五年參加論壇時認識了身為講者的艾格妮絲，那時我已經確診快一年。她的正面心態讓我很欽佩，雖然得了失智症，她仍然堅持還有大好人生在前頭。我們後來成了好友，兩人都常常到處演講，進行倡議活動，擔任許多委員會的諮詢顧問。罹患失智症之前，艾格妮絲是加護病房護理師，你可能覺得她後來遇到照護問題時應該駕輕就熟，不過照顧醫院的患者和照顧自己的家人完全是兩回事。

艾格妮絲在二〇〇六年診斷出失智症。幾年後，她的丈夫艾倫也診斷出了失智症，不過回想起來，艾格妮絲懷疑他早在確診好幾年前就失智了。艾倫完全無法接受太太診斷出失智症，後來他越來越常亂花錢（回頭看來，那應該是失智症的影響），因此兩人決定分開住。艾格妮絲有一位照服員會到她家提供協助，不過她還在努力為艾倫爭取照護方案，在那之前，丈夫目前的主要照顧者是她自己。

「要不是我當過護理師，我現在早就死了，艾倫會住進照護中心，」艾格妮絲說道。「照顧身體不方便的人能讓人獲得某種成就感，可是照顧失智的人很難獲得成就感。」

「艾倫不知道他處於危險之中。他嘴巴上願意承認他有失智症，因為他覺得他有兩種失智症很厲害——血管性失智症（vascular dementia）和阿茲海默症——但他對於失智症的理解很表面。如果他完整理解這種疾病的影響，他就會看到自己的不足，但他不想被提醒他做不到哪些事情。」

「我不喜歡『照顧者』這個詞，但我知道免不了需要使用這個說法。我同時身兼不同角色：照顧者，護理師，妻子。你得把照護拆解成生理照護、心理照護和認知提示。舉例來說，我不需要親自把艾倫抬進浴室並幫他洗澡，但如果我沒有叫他去洗澡，他就不會洗，如果我不把髒衣服收走，他就會繼續穿。我必須監控他的飲水量和食量，因為他現在一個人住，我必須更注意。雖然他家有微波食品，可是他會做三明治來吃，因為他認為那樣比較容易，問題是他會一口氣吃一整條吐司，那樣對身體不好。另外，他會故意說我想聽的話迎合我——他會告訴我，他吃了超美味的料理，我會反問他：『是嗎？雞肉是哪來的？我沒有拿雞肉去你家。』可是他會試圖說服我，說我真的有買雞肉，是我的失智症在作祟——直到我去檢查垃圾桶。我覺得很累人。」

「任何婚姻中都可能出現其中一人為了對方付出太多的狀況，但是當對方有失智症，幫他做太多只會讓他失去自主權和能力。舉例來說，艾倫現在已經無法理解金錢的價值，所以我必須給他剛剛好的錢，讓他自己去買報紙。所有事情都變得很麻煩，你會覺得，『算了，直接幫他訂報紙就好了』，因為真的太困難了，可是為他們打理好一切，只會讓他們喪失自主權和能力，連我的照服員也想那樣對待我。你必須擁有堅強的意志，才有辦法拒絕別人幫忙，可是如果你就那樣讓別人幫你戴手套或戴帽子，很快地你就會失去自行穿衣的能力。不過其實我也犯過這種錯：為了看醫生不要遲到，擅自幫對方扣好外套，剝奪對方的權能。」

「對於艾倫，我會選擇只在某些事情上堅持。我記得有一天，他喝茶喝到一半突然站起來，我問他：『親愛的，你要做什麼？』我很怕他會跌倒。他說：『我要把梯子拿出來，因為只要把梯子放在那裡，我就會記得我需要用到梯子。』然後梯子就那樣放在那裡，讓我好困惑。我想不起來為什麼梯子會在那裡，最後終於開口：『親愛的，梯子用好了，可以請你把它收起來嗎？』我們的生活應該拍成情境喜劇，因為沒人會相信這就是我們的日常。」

「我原本覺得我為艾倫做的都是妻子會做的事，但身為照顧者和失智症患者，我必須理解我也有需求，而我的需求並沒有獲得滿足。我想要為艾倫爭取適合他的照護方案，那能減輕我的負擔，讓我不需要管理他的各種醫療需求，可以單純當他的妻子就好。相關機構無法理解我也有失智症這個事實，我在做他們應該做的事情。」

我問艾格妮絲，除了艾倫迫切需要的照護方案以外，還有什麼東西對雙方皆失智的夫婦有幫助。

「我們需要婚姻諮商，」她說。「艾倫有他的失智症挑戰，我也有我的失智症挑戰；我只能透過我的角度看事情，他只能透過他的角度以及他對世界的理解看事情。能夠知道對方在想什麼會很棒，諮商不是為了互相指責，而是為了更了解彼此。舉例而言，他可以說：『如果妳把梯子放在那裡不要動，對我會有幫助。』而不是和我爭吵要不要收梯子。我看不到我們之間出了什麼問題，艾倫也沒辦法告訴我有什麼問題。可是只要多花一些時間，嘗試用不同方式鼓勵他表達，也許我就能知道他內心的想法，可以找到解決方案，不需要剝奪他的權能，那樣壓力會小很多。」

艾格妮絲肯定很辛苦，她必須一再提醒自己先照顧好自己，畢竟她的直覺反應是先照顧別人。我還認識一對住在養生村（sheltered accommodation）的夫婦，兩人都有失智症。男方前陣子住院，後來醫師急著想讓他出院，完全無法理解為什麼他的太太不能去接他出院。另一個住在遙遠紐西蘭的朋友也有失智症，她在過去二十五年來一直照顧著身障的丈夫。她告訴我，過了二十多年，他們的夫妻關係終於在她罹患失智症之後第一次找到平衡，兩人用不同的方式照顧著彼此。

任何關係都需要不斷地協商和妥協，失智症只是一個額外因素罷了。

03

溝通

失智症患者表達的方式

文字對於人類的溝通需求有多重要？我還是能回想起嬰兒時期的女兒，她們坐在高腳椅上，因為咬下第一口香蕉而感到自豪。她們一邊吃、一邊說個不停，嘴巴發出各種無法解讀的聲音，就像天底下的所有母親，我假裝自己都聽得懂，不斷回應著。等女兒再大一點，學會「好」這個字以後，只要我問對問題，我們可以一來一往對話好幾個小時。但不是每次都需要用言語回應。母親和孩子會用各種方式溝通，用微笑和點頭鼓勵，透過輕撫或是一起大笑表達愛意。我的女兒能證實，隨著年歲漸長，她們也越來越熟悉這種非語言溝通。女兒參加學校辦的運動會時，只要看到觀眾席的我向她們點頭打氣，她們就能在下一場比賽中全力以赴；只要我對她們微笑加油，女兒就有勇氣從高牆上一躍而下。也有一些時候，我只要挑個眉她們就知道自己做錯了，或是當我經過她們房間門口，只要我往房裡撇一眼，她們就知道不該繼續吵了。

據說人類溝通只有百分之七是口語溝通，百分之五十五是肢體語言，百分之三十八是語調。我的母親臨死前，坐在她的身旁的我，知道我完全不需要開口，只要靜靜地握著她的手就能表達我的心意。她只需要知道我就在旁邊，她不會孤獨地死去。

動物的世界不需要言語：牠們會發出呼嚕聲或互相舔舐，新手媽媽只要用鼻子頂一下就能管教幼崽。那麼為什麼人類這麼重視文字呢？明明大多數情況下，沒有文字便足以形容我們內心的感受。

得失智症之前，我很喜歡坐在餐廳悠哉地吃晚餐，一邊等待上菜、一邊和朋友聊天。但如同前面解釋過的，失智之後我再也受不了餐具的碰撞聲和周圍的噪音，也跟不上大家聊天的速度，因此不再開口。我坐在椅子上，靜靜地聽著就滿足了。沉默是否代表我沒有貢獻？也許吧。可是坐在餐桌是否仍讓我獲得參與感？當然。

溝通有各種形式，當殘忍的失智症完全奪走人的說話能力，旁人常常會做出錯誤的決定，選擇不再對我們說話或探望我們，不再為我們留個位子。他們沒有考慮到還有很多口語之外的溝通方式、平常和他人溝通的必要工具——夫妻對看一眼就勝過千言萬語，從語氣就能聽出另一半的關心。為什麼大家覺得有失智症的人既然不能像以前說話，那就不需要那些了呢？

我記得我曾和其他有失智症的人參與約克大學（York University）的研究，其中一人是瑪麗亞．赫林那（Maria Helena），她現在已經不在人世了。瑪麗亞來自哥倫比亞，和丈夫一起參與研究。她的失智狀況比大部分受試者嚴重，但還是跟大家一樣享受對話的過程。我怎麼知道呢？她的語言能力的確不如以往，英文講一講就會切回她的母語西班牙文，但是她和研究人員建立了情感連結，研究人員一直抱她、她會跟著大家一起大笑，即使她不知道怎麼用言語表達。那是她對於研究的貢獻，如果沒有她就不圓滿了。

我知道有些人去照護中心拜訪家人時，會因為發現家人再也認不出自己而感到難過。我理解那有多痛苦，我最害怕的就是哪一天自己再也認不出兩個女兒，讓她們也體會到那種心痛。我同意那種情境很傷人，可是大家要記得，大家在生活中本來就會以言語以外的方式進行溝通，每個人都遇過只用非語言溝通就感受到關愛或覺得安心的時刻。想到可能有人因為我無法回話就放棄對我說話，我覺得很傷心。問問加護病房的護理師就知道，他們長時間和昏迷病患相處，知道人不會因為無法開口就突然失去所有個性、喜好、渴望和需求。

我的一位美國朋友失去了說話的能力。世界上那麼多人，失智症偏偏選擇讓原本是記者的她不能說話，感覺特別殘忍。雖說如此，她的大腦中控制打字的部位仍然很活躍，她還是可以寫出行雲流水、扣人心弦的文章，只是無法親口說出想讓大家聽到的話。只因為她的狀況如此，大家就應該不讓她加入對話嗎？她內心明明還有好多話想說，其他人應該要因為她的沉默感到不自在嗎？她的失智狀況比我嚴重，但她仍然擁有溝通的能力，那讓我感到安心。她在表面上也許看起來是個迷失、空洞又無語的個體，但是她不只會打字，還時常以繪畫表達情感。她的畫作能讓人聯想到各種美好事物，她腦袋中的各種想法肯定也一樣。除了言語以外，人類還有好多種溝通方式，無法說話又有什麼關係呢？

我的朋友克里斯多夫・德瓦斯（Christopher Devas）不幸地已經失智末期，喪失了口語能力。可是他仍然熱愛參與合唱團活動，當他站在台上，周圍響起他愛的歌曲伴奏，他就像從未失去說話能力一般地大聲唱出歌詞。他總是驕傲地站在台上，用心大聲唱，血液中流著無法抹滅的旋律。之前也有類似的故事爆紅，例如前首席芭蕾舞者瑪塔・貢沙雷斯（Marta Cinta Gonzalez，她在二〇一九年不幸辭世）在聽柴可夫斯基的《天鵝湖》的影片。她在年輕時曾跳過這首曲目，音樂喚醒了肌肉記憶，讓她開始像失智前那樣優雅地舞動搖曳。還有八十歲的保羅・哈維（Paul Harvey）的故事，他在得失智症之前是演奏鋼琴家和作曲家，他的兒子錄下他用僅僅四個音寫出來的美麗曲子，那首曲目立刻登上iTunes音樂排行榜。

「我的記憶在彈鋼琴時沒有問題，」他接受《衛報》（*The Guardian*）訪問時表示。「我記得所有彈過的東西。我看著電視或是家裡其他東西時會開始忘東忘西，如果某樣東西沒有在正確的位置，我會有點慌張。但當我覺得壓力很大時，只要彈一彈鋼琴就沒事了。」

我強調過無數次，每個人在罹患失智症之前都有自己的才華，那些才華並不會在生病後一夕消失。我在約克的「心智與聲音」（Minds and Voices）團體認識了莫妮卡，她總會在我們開完一小時的視訊會議後彈鋼琴給我們聽做為結尾，用一曲美麗的古典樂曲讓大家內心平靜。她在失智前曾當過音樂老師，雖然現在失智症已成為她的人生的一部分，但這個疾病沒能奪走內心那些美妙的音符。

我現在說話的方式和從前不一樣了。有時候我聽自己的錄音檔會覺得很尷尬：我的聲音充滿猶豫，甚至聲音本身聽起來就很奇怪，有時還會因為想不起來簡單的字而停頓。每次演講我都必須照著印出來的講稿念，我總會先向觀眾解釋，如果沒有準備講稿我就會忘記講到哪裡，然後思緒飄到各種不相關的主題。有些人批評這種做法無法真實反映出我的失智狀態。可是我在台上的時間有限，我不希望遺漏任何重點。

我可以理解有些人無法承受失去說話能力帶來的挫折感，因為當言語和想法如蝴蝶一樣起舞，有時候卻不管怎樣都抓不到時，實在很累人，不如直接放棄、閉口不言。有一位朋友每週都會出席「心智與聲音」的聚會，可是她從來不發言。某次散會後，我和她一起坐在角落靜靜喝茶。在那段時間，兩人都沒有必須說話的壓力。我希望那樣做能讓她比較放鬆，只是單純地提供陪伴，而不是一直逼迫她開口。從她的肢體語言，我發現她在人比較少的時候比較有自信。她逐漸理解我只是想和她交朋友，不期待她做任何事。當她終於嘗試開口時，我默默等著她說完，沒有催促她。就算我有些部分聽不懂，我們彼此都不覺得尷尬，也不會不自在。沒有每個字都聽懂又怎樣？更重要的是我們之間的連結。在那個當下，笑聲就是語言的替代品。你肯定有過和某人一起大笑而感情變好的經驗（文字可能都沒有這種效果），對我們來說也一樣。我們倆都有失智症，兩人都能理解對方，她可以拋開所有擔憂，只要做自己就好。

只要和某人相處的時間夠久，我們就能看穿對方。我有一位朋友的丈夫患有失智症，後來不幸過世，她曾說過，她只要看丈夫的表情就知道他心情如何，或是那天過得順不順遂。家人對親人臉上的每一條細紋與紋路瞭如指掌，照護中心和醫院的員工應該更相信家屬的直覺。有時我會突然想到未來的人生（通常是在惡夢裡，但有時純粹是出於好奇），想像我可能有一天無法開口說出需求。若是真的到了那個地步，希望我和女兒之間用愛建立的強烈連結能幫助我——這是自她們坐在高腳椅上對我說著故事而我認真解讀的那些時光之時便建立的連結。希望那一刻來臨時、當我再也無法開口說話時，我的女兒只要看我的眼睛就知道我想要什麼，需要什麼。

沒人知道在失智後期失去口語能力的人到底心中有什麼想法或感受。他們是否就像身體不聽使喚或陷入昏迷的人，有時還是能夠聽到周圍的人說話、仍然有思考能力？如果那是我的未來，希望我的兩個女兒（我在世界上最愛的人）到時能夠陪伴我，用我最熟悉的聲音對我說說話或是用手摸摸我。即使我無法開口說話，直覺會告訴她們那會讓我多開心。

我的部落格「今天的我是哪個我？」（*Which Me Am I Today?*）吸引來自世界各地超過四千位讀者定期造訪，最遠來自澳洲、南韓、俄羅斯、墨西哥和緬甸。

一開始這個部落格只是我用來記錄每天做的事的記憶庫，現在它仍然有這個功能。我很慶幸自己早就預見把回憶記錄下來的重要性，畢竟這種病會趁我睡覺時偷走記憶。隨著我越來越了解這種疾病，我發覺我的部落格還有一個用處：和大家分享想法和資訊。隨著越來越多人追蹤和留言，我發覺大家迫切需要這些資訊，而且對於能獲得這種資訊充滿感激：

「溫蒂，我想先說我每天都很期待妳的文章。我媽現在應該是失智症初期，但她不像妳願意去做記憶測試。我想要理解失智是什麼樣子，我曾經將妳提過的一些技巧成功應用在我媽身上。請繼續寫下去，妳的文章既能安慰人又能提供鼓勵。」

「溫蒂，謝謝妳。我現在覺得更堅強、更進入狀況了。我的先生剛剛診斷出認知障礙，我覺得自己現在比較了解這種疾病了。患者和照顧者都很辛苦。」

「溫蒂，我爸和兩個哥哥都有失智症，不過我和我體貼的丈夫討論過妳寫的內容，如果未來我們其中一人失智，我也不像以前那麼害怕了。妳不會輕視失智症的影響，而是提供實際的生存原則，甚至讓人看到喜悅的時刻。」

「我先生現在是阿茲海默症後期，閱讀妳的旅程幫助我理解這種病的病程。」

當我的口語能力開始衰退，我發現寫部落格文章能夠避開腦袋裡的阻礙。不知道是什麼原因，我在寫作時不會找不到想用的字，面對鍵盤時，我不需要絞盡腦汁想著那句話到底怎麼講，在鍵盤上跳舞的手指總能讓文字自然流瀉而出。在寫作初期，我曾有一次連續好幾天沒有打字。我以為那能讓手好好休息，可是再次回到鍵盤前面時，我的手指已經想不起來該怎麼做了。我盯著空白螢幕，試圖打些什麼，可是不管怎麼按都拼湊不出合理的字句，螢幕上只出現一串亂碼。我嚇壞了，害怕自己失去了打字的能力，這個唯一不受腦中混亂影響的能力。從那一天起，我每天一定都會打字。打字成為逃避失智症的方式，因為盯著螢幕，我看到的是正常的自己。打字讓我脫離生病大腦的束縛，彷彿大腦灰質為了避開主幹道的車流改走風景怡人的鄉間小路。說話時的猶豫停頓有時會讓我感到挫折，但是我在打字時感覺平靜、流暢，且更能完整表達我的想法和感受。如果我沒有打字的能力，我會因為猶豫和無法表達想法而感到迷失。

我知道有些部落格讀者看到我本人說話的樣子肯定很驚訝，我不讀稿時完全不如他們想像地那麼能言善道。也有一些人認為我這種人——姑且說是失智症倡議人士吧——讓大眾對於這種疾病有錯誤的印象。有些知名人士甚至利用社交媒體公開質疑我們是否真的有失智症，這種霸凌行為極具殺傷力，嚴重打擊我們的自信。大家都知道，一旦站出來對某個議題公開發表意見就有可能受到一定程度的批評。我記得自己在失智初期參加過一個活動，和一小群人圍在一起討論失智症以及這種病對他們的意義。那時我才剛診斷出失智症，說起話來應該比現在流暢。出席者輪流發言，我才剛說完我想要說的話，有個男人突然開口，說他母親得了「真正的失智症」，然後看了我一眼，態度好像我是在裝病。跟某些人一樣，他忘了這種病有開始、中間，也有結尾。

失智這些年來，我聽過很多此類批評。在狀況不好的日子，我還是會因此感到傷心，只想把「打字的我」藏起來，放棄寫文章，向批評我的人妥協。不過我很快就會放下那些評論，因為我對於打字的熱愛和需求更強烈。

大家常常沒想到我要拿出多大的勇氣才能鼓勵自己嘗試。我在演講場合常常聽到別人對我說：「妳沒有受到太大影響。」因為他們看到我可以自己坐在台上和大家對話。可是他們看不到我在活動過後可能會頭痛欲裂好幾天，因為出席活動實在太累人了，規劃前往場地的方式也很麻煩。他們似乎認為我會憑空出現，實際上我必須在好幾個星期前就開始規劃路線，印出可能會經過的路標的照片，我才不會覺得環境很陌生。大家完全沒有考慮到我要出現在他們面前需要耗費的精力。看不到活動後累壞的我隔天蜷曲在床上無法動彈，腦袋一片混亂，搞不清楚今天到底星期幾。但我有什麼選擇？乖乖待在家裡不要發聲嗎？那樣大家就會比較滿意嗎？難道他們只想聽「專家」談這個在我腦中肆虐的疾病，不想聽患者本人說？

就是這些所謂的「專家」，他們總在我們不符合傳統病程時質疑我們當初被誤診了。我記得一位朋友因為收到各種質疑她的攻擊性評論，後來難過到再也不用推特了。另一位朋友在社群媒體上一直被霸凌，讓她開始懷疑是不是大腦在搞鬼，回去醫院尋求第二意見。這個做法不但浪費國民健保署資源，也消耗她的情緒能量，最後還不是得到同樣的診斷結果。我不讓自己被霸凌到懷疑自己——第一次診斷出失智症就夠慘了，為什麼我要為了回應別人的好奇心和質疑再經歷一次？不過我知道擁有打字寫作的能力這件事通常對我不利，它讓外界對於我的人生有錯誤的想像。也許某方面來說這是失智症的禮物，考慮到這種病帶來的禮物那麼少，我絕對不會輕易放棄打字。很多時候我和大家一樣驚訝，我的手指竟然能流暢地在鍵盤上舞出文字。幾乎沒有任何研究可以解釋為什麼在那麼多功能衰退的情況下，打字的能力卻沒有受到影響。沒人能夠給我一個解釋。

倘若專家一開始就著重於我們做得到的部分，也許失智症診斷就不會那麼令人絕望。醫療人員面對的通常是失智後期患者，所以他們很難理解還在失智初期的人。很多專家因為缺乏這方面的知識而錯誤地評斷我們，甚至質疑我們根本沒有失智。我們常說：「只要和我交換身分一天你就會相信了。」可是那不可能，他們永遠不會看到失智症患者的日常是什麼樣子，但只要我還寫得出來，我會繼續寫下去。

用詞的重要性

說到溝通，世界不能期望我們為他人形容我們的方式負責，不管那些用詞多麼不準確。因為這一切始於醫師做出診斷時使用的文字。如同我在章節開頭所說的，不僅文字重要，圖像和譬喻也很重要——所有溝通的方式都同等重要。得知自己有失智症的那個當下，我的腦海中浮現的畫面是一個躺在醫院病床上的白髮老婆婆。我照了照鏡子，那不是我，我並沒有共鳴。那個畫面是哪來的？當初是誰創造了那個形象？大家不會注意到社會或媒體每天散播的語言和圖像有什麼潛移默化的效果。那些東西不僅會影響大眾的認知，也會影響專業人士的認知——也許這就是為什麼他們總把失智症形容成某種絕症，而不是將它視為新的生活方式。

失智症可以被形容為一種旅程，雖然有些人認為這個說法並不精準，因為漸進性疾病沒有回頭的可能，因此「旅程」（journey）這個詞很奇怪。我不喜歡用這個詞，但有時候就是想不到更好的字眼。旅程是我會好好享受的事情，我會定期去湖區度假，我都說那是「天堂的旅程」。旅程是我選擇進行的活動，我很期待能抵達目的地，而失智症顯然不會讓我有這種感覺。

用戰爭的語言形容失智症也有類似的問題（用來形容其他重大疾病可能也是）：與疾病「搏鬥」暗示如果你沒有贏，那你就是輸家。可是當你的「敵人」是漸進性疾病，這種譬喻哪裡合適？因為你打的會是一場毫無勝算的仗。大眾持續將我們形容為與疾病搏鬥的抗病鬥士，但我們只想盡可能活出最好的人生。這種說法可能會讓「不願意戰鬥」的人覺得自己很失敗。舉例來說，我每天都必須費盡心思和精力才能過現在這種生活以及「智取」失智症，這些挑戰讓我疲憊至極，其他病友可能不想採取這種做法。難道這代表他們是失敗者，我是鬥士嗎？並不是，我們只是選擇用不同的方式面對這個疾病。將失智症視為「死刑」同樣一點幫助都沒有，我知道很多人都會這樣形容失智症——搞不好我在初期也曾經這樣想過。但用這些說法形容失智症只會帶來負面的聯想。

事實是，每一個人都有權力用自己覺得適當的方式形容自己的狀況，不過他們從別人口中聽到的敘述方式也很重要。二〇一六年的研究〈失智症之認知與描繪的倫理意涵〉（Ethical Implications of the Perception and Portrayal of Dementia）意圖探討用詞對於失智症認知的影響程度，該研究不只探討了一般大眾受到的影響，同時也檢視了失智症患者受到的影響。報告指出，對一些人來說，特定的用詞很有幫助，舉例來說，「旅程」這個字眼給他們希望或是幫助他們面對；但對另一些人來說，那些用詞會令他們感到無望或失去自我。如同那份研究所說的，語言用詞一直在進步：

為了擺脫因為形容形象仍然負面的疾病而產生的負面聯想，敘述方式會逐漸出現演變；例如，以「失智」（dementia）取代「老糊塗」（senility）。就像每個詞彙本身就有某種倫理意涵，每次改變使用的詞彙都能提出並培養出新的觀點。例如，將某人形容為「癡呆者」（a dement）會讓那個人和這個詞緊緊相扣，人格被剝奪；「癡呆的人」（being demented）暗示得了失智症的人不過如此，而「有失智症的人」（living with dementia）暗示就算得了失智症還是可以享有人生。

我最討厭的字眼是「受苦」（suffer），可惜大家最常拿它形容有失智症的人——受苦者。我總會挑戰這種說法，特別是對象是未來將面對失智症患者的受訓護理師時。「我看起來像是在受苦嗎？」他們承認我不像。如果周圍的人總說你在受苦，最後你可能也會開始相信他們。

以下是我的幾位朋友對於使用語言的看法還有他們受到的影響：

「常常有人提到受苦、提到我們做不到的事，但我們不笨，只是沒辦法像以前那麼快做出回應而已。我們需要多花點時間，可能會腦袋突然一片空白，想不起來該怎麼說或是怎麼回應，這讓人很挫折，有時還覺得很害怕。我的家人發現比起和一群人聊天，我在一對一聊天時狀況好很多。」

「大家說話速度太快時我會跟不上，特別是看電視或是一堆教友同時說話時，我聽不清楚任何人說的話，只覺得所有聲音都糊在一起了。我們不笨，可以做到很多事。醫療人員必須理解他們不應該嘗試改變有失智症的人，人並不會因為失智就判若兩人。」

「負面語言讓我不想面對人群。就算我盡量不去想，和朋友見面時，阿茲海默症就像甩不掉的重擔。不知道是不是因為他們覺得很麻煩，可是後來我覺得沒有參與感，不再和朋友出去，那讓我很傷心。我覺得如果是我的朋友得了失智症，我應該會找他聊聊，詢問需要什麼協助。可是大家什麼都沒對我說，感覺好奇怪。」

二〇一九年，臨床心理師道恩．布魯克教授（Dawn Brooker）受邀至英國心理學會（British Psychological Society）老年心理組（Faculty for the Psychology of Older People）演講。她分享了她在職涯中觀察到醫療界對於失智症的看法有什麼改變。在一九八〇年代，她說：

> ……專業人士使用的語言通常極為難聽，強化負面刻板印象和聯想……像是護理人員將老年病患的住院病房稱為「寶寶病房」。我最大的成就之一就是說服我隸屬的服務單位將部門名稱從「嚴重老年癡呆」（Elderly Severely Mentally Infirm）改為「年長者心理健康服務」（Mental Health Services for Older Adults）。

她繼續談到以前心理師就知道失智症患者的照顧者有自己的需求，但「主流認為有失智症的人沒有任何情緒需求，因為醫療人員認為失智症患者無法感受到痛苦，每個單位都深信失智會讓人『只剩下空洞的軀殼』。」

布魯克教授表示，湯姆．基特伍德（Tom Kitwood）提出的模型推動了文化轉移，他讓大家看到診斷標籤背後的那個人。他提出的失智症照護模型仍然被廣泛應用，該模型認為照護的核心是愛，同時也強調日常活動（擁有生活重心）、舒適（免於壓力和疼痛）、身分（對於自己的認同）、包容（擁有歸屬感），和依附（擁有安全感）。

布魯克教授坦承基特伍德的模型改變了她的工作方式，並在演講尾聲表示：「失智症患者在社會上找到了發聲的方式，但基特伍德的努力讓醫療人員和研究人員更願意傾聽失智症患者的聲音。」她承認大家還有很大的進步空間，但又說道：「對於哪些做法可接受並可行，我們的期望與標準越來越高，如果我們繼續以愛作為核心，之後只會越來越好。」

希望現在大家已經接受失智症是神經症狀而不是心理疾病，雖然很多事件讓我覺得希望不大。失智症雖然可能影響一個人的心理健康，但是這種疾病是大腦裡面的零件壞掉了，不是腦中的化學物質出了問題。失智症被歸在年長者心理健康的服務範圍，無論患者幾歲——所以如果你在五十歲診斷出早發性失智症，你去看醫生時旁邊坐的可能是八十歲老人。聽說有些人不願去做失智症檢查是因為他們覺得這種病是心理疾病，而心理疾病目前在社會上仍受到污名化。不過就像布魯克教授說的，我們已經逐漸看到進展，就算進展極為緩慢。

大家絕不能低估文字和肢體語言造成的心理作用，專業人士更是如此。當初獲得診斷時，如果神經科醫師使用的字眼能更恰當，讓我帶著希望而不是絕望離開，我的心態應該會很不一樣。個人獨立補助金（Personal Independence Payment）的申請過程也是，感覺這項方案會因為我們盡可能保持活躍而懲罰我們，只用我們做不到哪些事來判斷我們是否有資格獲得政府的金錢救濟。這就是為什麼很多有失智症的人在填寫申請表格時遇到困難：我們忙著專注在我們做得到的事情，常常忘了自己已經做不到哪些。可惜整個申請流程一直強調那些負面部分，並沒有考慮到我們為了完成各種活動想出的因應策略。

然而，那份二〇一六年的研究也承認了很難找到適合所有人的描述方式。「害怕引發負面聯想而不願提到失智一詞時，可能會出現各種替代用的委婉語，但那些委婉語也有本身的倫理意涵。舉例而言，將相關服務形容為『記憶診所』（memory clinic）也許能讓某些人不會因社會汙名而羞於看診，但也有可能讓尚未出現記憶問題，只有出現其他早期症狀的人錯失求助機會。」

「記憶診所」這個字眼一直飽受批評，因為失智不只會影響記憶，這種形容方式會誤導大眾。有些得了失智症的人會稱呼自己為「失智症的受苦者」（dementia sufferer），如果他們想要那樣稱呼，那也沒問題。重點是擁有選擇，這就是為什麼我現在不喜歡說「失智也過得很好」（living well with dementia）。幾年前我原本認為這個說法很好，因為除了「受苦」之外也沒有其他字眼可用。可是認識很多失智病友之後，我發覺這個說法建立了不是每個人都能達到的極高標準，反而可能造成負面效果。這個說法會讓某些人覺得自己不夠好，因為他們很多時候就是狀態超差，怎麼可能過得很好？

我記得有一次在演講時見到一個男人，他整個人看起來垂頭喪氣。他在演講結束後向我攀談，說他想要祝我一切順利。我們閒聊了幾分鐘，他提到他也診斷出失智症。

「你還好嗎？」我問他。

「糟透了，」他說。「我永遠不可能做到像妳那樣，對我來說已經太遲了。」

他的眼神透露出悲傷。

「為什麼？」我問。「為什麼太遲了？你看起來跟我的失智程度差不多，還是我搞錯了？」

「我就是討厭『過得很好』這個說法，」他說。「我一直聽到別人說可以過得很好，讓我不禁自問為什麼我做不到？」

「那我們必須想出新的說法，」我對他說，「我不想讓你難過。失智症糟透了，對吧？我的狀況也時好時壞，讓我再想一想。」我安慰他。

現在我偏好說「在情況允許之下盡量過得好」（living as well as your

circumstances allow），讓那些狀況不好的病友不會覺得自己不夠好。這也是每個人都可以努力的目標，無論個人狀況或財務狀況如何。這句話也留下自由詮釋的空間，畢竟每個人心中的「過得好」都不一樣——對於失智症患者來說也是。我知道這個說法不是很順口，寫在專業人士最愛的投影片上面也有點冗長，不過這就是真相。它讓人不會那麼有壓力、那麼害怕失敗，沒有那麼多不可能達成的夢想。這個說法最適合失智症的人，這不就是最重要的嗎？

被他人剝奪能力

有次我受了傷，可是約不到平常看的家庭醫師，只好和女兒去當地某間診所。我們在候診室等了很久，鞋子裡的大拇指一直隱隱作痛。莎拉站在櫃檯前，櫃檯裡面坐著一個男人，頭也不抬地不停打字。

「我剛剛幫我媽打電話過來掛號，」莎拉解釋，那個男人終於抬頭。「她有失智症，不喜歡打電話。」

他看了一眼站在莎拉身後的我。

「她叫什麼名字？」他問莎拉。

莎拉沒多想就直接回答，然後突然意識到自己的錯誤，回頭看向我，用眼神為了擅自替我發言表達歉意。她往旁邊挪了幾步，讓櫃檯那個男人能更清楚看到我，開啟我們三人間的非語言交流。

「出生日期？」那個男人問。

我清了清喉嚨準備說話，但我正要開口，他的眼光又回到了莎拉身上。她看向我，我說了我的生日。剛剛他是不是露出驚訝的表情？也有可能是我太敏感。

他又轉向莎拉。「今天要看什麼？」他說。

我沒有看錯。我聽到自己忍不住嘆了一口氣，但我太累了，腳又好痛，不知道我有沒有力氣和耐心再向他確立我的存在？嗯，沒有。我向莎拉點頭示意，慶幸這次她能陪我來，可以更有效率地解釋。等到見到護理師時我再接手就好。

我們跟其他人一樣坐在堅硬的塑膠長椅上等待，換我們時，一開始一切都很順利。我坐在桌子前面，對面的護理師穿著硬挺的白色制服。她直接對我提問，不過我注意到她會時不時撇一眼莎拉，好像在和她確認我說的是不是事實。

「那我看一下妳的腳吧。」她開朗地說。我彎腰脫鞋，頭差點和她撞在一起。

「喔，我本來想幫妳。」她說。

「不用謝謝，我可以自己脫襪子。」我告訴她，努力不要讓聲音顯露出任何不悅。

她一邊檢查一邊喃喃自語，「會先惡化才會變好」，還有「應該早一點來的」。那時的莎拉已經當上護理師，開始和她用醫療行話討論，所以我讓她們對話了一陣子，一回神才發現已經檢查完畢。護理師又轉過來面對我。

「要不要幫妳把襪子穿上呢？」她說話的語氣好像我是個小孩子，好像我需要溫柔親切的說服，好像我沒有能力自己做到。

我什麼都沒說，默默把襪子拿起來，暗自祈禱我的手這一次不會抖，弄得好像我需要向她證明我完全有能力自己穿襪穿鞋。我在手指不聽使喚時有點不開心，但最後終於自行穿好鞋子，起身離開診間。我內心覺得被剝奪了能力，因為整個狀況、她說的話、她的語調，以及她的行為。進來緊急醫療中心時我明明是一個有自主權的人，可是中心的員工擅自推論有失智症的人沒辦法說話或自行穿脫鞋子，讓我覺得自己好像沒有能力。為什麼他們認為所有失智症患者都一樣？為什麼他們把我們當作孩子看待？為什麼他們只著重在我們做不到的事，而不是我們可能做得到的事？為什麼患者進門時他們只看到診斷的標籤，而不是獨立的個體？為什麼醫療界那麼依賴和事實通常不符的各種成見和刻板印象？

失智症被描繪的方式

最近越來越多藝術作品和小說提到失智症，不過不是所有影集書籍都能正確地呈現失智症，作家和編劇也時常利用各種成見讓觀眾快速理解劇情。那些作品通常只呈現失智後期的狀況或是快速惡化的病程，忘了失智並不代表被判了死刑。可惜我們沒有看到不同失智階段的描寫，那才是準確呈現失智症的方式。不過就像二〇一六年的報告所稱：「電影和媒體製作人的目標不只是準確描繪失智症，他們想要透過提供娛樂、懸疑和戲劇效果造成一定影響。他們認為自己有某種藝術自由……。」

我受到醫療劇《急診室》（*Casualty*）邀請提供諮詢意見時深刻體驗到了這件事。編劇想讓主角之一達菲護理師（Sister Duffy）罹患失智症。在我出版回憶錄後，《急診室》的製作人聯絡了一些人和單位，包括我、失智英國（Dementia UK）和我的朋友蘇西．韋伯斯特（Suzy Webster，她母親有失智症）。我第一次和編審見面是在倫敦，我們一邊喝著約克夏紅茶，一邊討論可能的劇情和規劃。他們抄了很多筆記，問了很多問題，感覺真心想要認真研究這個主題，透過傾聽和學習寫出適合的劇本。可是我收到劇本時發現計畫看來失敗了。情況出現改變（我後來才知道電視圈這種事常有），現在劇本改由另一個編劇團隊負責，他們寫的故事和我們之前討論的方向完全不同。我覺得新的編劇完全沒有考慮我的建議，而是濫用那些我決心避開的刻板印象。我決定和製作單位終止合作，因為我最重視的是正確呈現達菲護理師的失智症——特別是如果這個故事和我有關。如果那齣劇沒有採納我的建議，卻在人員名單中列出我的名字，我過去為了失智症倡議做的所有努力將毀於一旦。我失望地退出計畫，但幾個月後，編審又聯絡了我。計畫又有了改變，這次她很肯定編劇會採納我的建議。再次見面時感覺很不一樣——這次更好了，感覺他們熱切地想要寫出適當的劇本。後來我陸續收到新的劇本，看得出來劇情採納了我提供的一些想法和建議。我一開始就知道劇本不可能讓每個人滿意，畢竟每位失智症患者的經驗都不同，但至少那是好的開始。

電視劇開播後我只看了一部分。我總覺得哪裡不對勁，尤其是失智角色的演繹方式，那些細微的動作和表情。可惜我當初沒機會見到演員，不能協助提升她對失智症的理解。莎拉是那齣劇的忠實觀眾，她看到明顯採納我的建議的部分（那些演對的部分）時，會傳訊息跟我說，不過那些時刻很少出現。那齣劇的結局很戲劇化，感覺是為了滿足觀眾的胃口而設計，再次強化了觀眾原本對於失智症的理解，而非提供新的觀點。沒記錯的話，達菲護理師在最後一幕變回年輕時期的她，身上穿著當初的制服，在酷寒中坐在外面等死。那個結局一定讓觀眾很感動，很有共鳴，再次確認他們原本就有的各種刻板認知。挑戰成見和刻板印象很難，它們就是好用才會存在，可以讓電視劇的觀眾快速進入劇情。但我們每一個人都有準確地、平衡地、尊重地描繪他人的義務，至少這是我們這些失智症患者的請求。

新聞媒體還有很大的進步空間。你看過幾次新聞頭條將有失智症的人形容為「受苦者」？為了解決這個問題，我和二十位來自「失智症互動與賦權計畫」（Dementia Engagement and Empowerment Project，DEEP）的朋友一起發布了〈失智症用詞的重要：失智症語言準則〉（Dementia Words Matter: Guidelines on Language About Dementia）。身為失智症患者，我們最清楚大家用來形容我們的字眼不只會影響社會對我們的觀感，也會影響我們看待自己的方式。我們編寫了這套參考準則，供記者、新聞組織和公關部門在書寫或形容失智症患者時參考。我們的結論是，在任何情況下都不應使用那些讓我們聽到就想閃避的字眼，例如：受苦者、癡呆、老糊塗、負擔（burden）、受害者（victim）、瘟疫（plague）、大流行（epidemic）、人類的剋星（enemy of humanity）、生不如死（living death）。我們理解新聞頭條使用某些字是為了「吸睛」，但我們要求新聞媒體不要為了渲染而使用那些詞彙，那只會強化各種刻板印象、成見和負面觀感。停用那些字眼不僅能提升大眾對於失智症的理解，也能讓懷疑自己得了失智症的人不會覺得被污名化或感到害怕。越是強調正面的那一面、越讓大家看見失智症患者，越能讓所有人受惠——可能連新聞編輯自己有一天也會受惠。

▼如何不用語言溝通

由於失智症在社會上仍然背負污名，有些人並不希望揭露自己有失智症，但是他們可能也沒有其他適合的形容方式可以使用。有些人不想解釋他們每天面臨的挑戰，可是失智症是一種隱形障礙，不開口的話有時候別人不一定能理解。在那些時刻，我很感激我們可以用一些視覺信號讓別人知道我們需要多一點時間或協助。不過就連向日葵掛繩（它已經成為所有隱形障礙的象徵）也曾引發激烈辯論。向日葵掛繩是某座機場出於善意想出的措施，目的是讓機場員工看到戴著掛繩的旅客時能主動詢問對方是否需要幫忙。後來向日葵掛繩擴展到機場之外，開始出現於商店、公家大樓、火車站和城市街頭。使用向日葵掛繩的人不限於失智症患者，任何有隱形障礙、需要多花一點時間的人都可以佩戴。

我也希望能夠活在大家都能彼此體諒的社會，不須戴著掛繩強調我需要幫助，在我結帳動作比較慢時也不會聽到後面的人嘖一聲。可是現在的社會離那個理想世界還很遙遠，在我們到達那裡之前，只能先用簡單的向日葵掛繩將就。不是每個人都堅強又自信，能夠準確表達他們的需求或權利，有些人需要戴著掛繩才有信心踏入外面的世界，因為他們知道掛繩能讓外界更體諒他們。

我常到英國各地旅行，盡量維持獨立，我的親身體驗告訴我，不是每個火車月台的工作人員都能透過細微的動作表情察覺到旅客搞不清楚方向或是遇到困難了。戴著向日葵掛繩的時候，時不時會有笑容滿面的警衛過來問我需不需要協助，即使我的旅途一切順利。這條掛繩真正派上用場的時候是我狀況不好的時候——或者說旅程很不順遂時，如果你也經常搭火車，你就知道那種事很常發生。每次火車車次取消或路線突然更改，我總會覺得腦袋混亂到要爆炸了。

其中一次經驗是我從我的天堂凱西克回家時。那次住宿和往常一樣愉快，但回家的路程卻從不順變得糟透了。首先，一堆火車班次被取消，我空洞又迷失地站在火車月台，完全想不到替代方案。我突然注意到售票亭，走過去直接問裡面的人我該怎麼做。那位售票人員真的很親切。向日葵掛繩再次派上用場，他看了一眼我的脖子上的掛繩，對我露出大大的笑容，然後印了一張詳細標示出兩條替代路線的地圖給我。他對我說不用擔心，會有人協助我，在那個當下，他的笑容和安慰話語就足以讓我放心。下一個挑戰是路線變更。我必須多換一次車，可是太臨時了，買不到對號座的車票，但我搭火車時必須坐著才行。抵達不在原先規劃中的車站後，我買了一杯茶、坐在長凳上，不確定該怎麼辦。月台上的我看起來一定很迷惘，馬上有警衛過來問我需不需要協助。她用眼睛掃了一下我的向日葵掛繩，我不需開口，那條黃綠相間的繩子就說完了一切。我說我沒有買到對號座，她直接告訴我哪個車廂會有空位，應該在哪裡等車。那趟旅程本來可能是一場災難，但是那條低調的掛繩讓陌生人主動對我伸出援手。

雖然如此，有一派的人認為大家都不應該戴著掛繩，掛繩只會剝奪佩戴者的自主能力，或是讓別人注意到我們的障礙，趁機占我們便宜。可是我們並不是要強調自己有失智症，而是傳達自己有隱形障礙，個人認為掛繩仍然利大於弊。整體來說，失智症患者每天都會和外界接觸，任何人都可能占我們便宜，像我這樣公開發言的人尤其容易成為目標。也有一些人擔心強調我們的障礙可能會在社會中製造出雙階級制度，讓失智症患者被獨立出來，無法融入大眾，更常受到指指點點。

當然，每個人都可以自由選擇要不要戴向日葵掛繩，可是我們不應該批評選擇佩戴掛繩的人，因為掛繩能讓他們更有安全感，更有能力旅行或在社區走動。當初大家熱烈討論這個議題時，有一位朋友透過推特對我說：「它是一種教育工具，因為它能開啟對話。」就像前面說過的，對話是改變心態最好的方式。

推特很常出現爭論，而就像我在前面說過的，公開站出來發言有時很困難。我現在比較跟不上對話，特別是和一大群人同時對話時，但是社群媒體讓我能夠參與大家的討論。我記得在診斷出失智症後第一次接觸推特時的狀況。我坐在那裡，看著來自世界各地的人在這個無聲世界中一來一往地聊天，不同時區的人可以針對同一個議題進行辯論；失智症患者可以分享他們在不同國家的經驗，討論哪些做法效果不錯，還有如何將那些做法引進我們的國家。

不論是當時還是現在，推特都是我們交流想法、為彼此支持打氣的地方，有時還能逗對方笑。我觀望了一個月才鼓起勇氣發布第一條推文，後來就上癮了。有了推特，我可以安安靜靜坐著，和原本不可能有機會認識的人聊天。我交到很多朋友，分享了很多，也學到很多。對於像我這樣有隱形障礙的人來說，推特提供了一個平台，讓我有發聲的空間，可以改變他人想法。簡單來說，它讓失智症患者（或是任何弱勢族群）有參與的機會。

我曾參與艾希特大學（University of Exeter）的研究，研究員想了解失智症患者使用推特的方式，我們在這個線上世界創造並推廣什麼樣的身分，而我的推特帳戶是他們分析的帳戶之一。分析結果顯示，我和其他受試者使用推特傳達關於失智症的正向訊息，以及從事推動改變和正視共融性的政治遊說。研究結論寫道：「透過集體行為，他們能夠挑戰對失智症的成見，改變影響到他們的慣例和政策，提升社會和政府對於失智症的認知。」聽起來很棒，但事實上，帳戶後面的我和很多朋友都懷疑到底哪裡出現了改變。有時感覺進展好緩慢，我們卻不一定有時間可以跟那些繁文縟節慢慢耗。我能確定的是，我們這些失智病友將推特上的跟隨者視為第二個家庭。我們十分鼓勵其他病友加入，因為我們知道團結力量大。我們會保護彼此，也知道其他人也會保護我們——特別是我們遭受批評時。

報告表示：「推特上的倡議活動看起來沒有取代實體的倡議活動，而是提供了失智症倡議人士額外的平台，讓他們能夠和更廣泛的觀眾分享訊息並挑戰大眾對失智症的認知。」推特這個平台特別吸引我們的原因是推文很簡短，最多只有一百四十個字元。我現在完全無法閱讀長文，但我可以理解並回應推文。

研究指出，透過失智症社運份子的集體努力，我們成功吸引到政治人物和遊說團體等關鍵人物的注意力：

> 失智症患者並沒有在其他社群軟體平台上表現出同樣活躍的政治互動，這凸顯出推特獨特的政治特性，與先前研究結果相符——先前研究顯示，其他慢性疾病患者以及一般民眾會使用推特影響政策並呼籲大家重視社會議題。

我常常用推特號召病友參與研究，研究人員現在也會主動聯絡我，請我利用人脈協助推廣研究並招募受試者。

前述研究討論失智症患者如何用推特這個平台「推廣社會運動」，但是我們有能力做到這件事反而常常對我們不利。就像先前提過的，推特也有黑暗面，有些人會在社群媒體上質疑我們是不是真的生病或是不斷嗆我們，指控我們只想「推銷自己」，但幸好那些人只是少數，如果我們真心支持言論自由，也許我們只能接受那些言論的存在。除此之外，推特讓有失智症的人可以和世界連結，而連結永遠是溝通和教育的最好方式——如果對方有心學習的話。

我的推文通常會著重在失智症正面的那一面，這和研究結果相符：

> 在所有經過分析的推文中，幾乎所有陳述都和行動主義（activism）與過得好有關。資料中明顯缺乏其他類別的陳述，例如因失智症狀感到困擾……這些帳戶擁有者的推文中看不到負面經驗的陳述，這可能代表選擇使用推特或是有能力利用推特互動的都是有失智症也過得很好的人，也有可能是因為帳戶擁有者使用推特的目的是推動社會改革，而發布關於生活的負面推文可能會進一步強化他們想要推翻的刻板印象。

我確實也會在推特上分享狀況不好的日子，如果不那麼做，可能會有更多人批評我們沒有呈現失智症的每個面向。如果我們沒有誠實記錄生活，那對經常狀況很差的病友也不公平，他們看了會懷疑為什麼自己狀況差的日子那麼多。我也曾經把推特當作服務台，在遇到問題時上網向大家求助。有一次我原本要搭的火車被取消了，可是我聯絡不上女兒，在一陣慌亂之下透過推特求救，熱心的追隨者提供了各種解決方案，讓我順利找到回家的路。

艾希特大學的那份研究在結論中指出，接觸推特等線上社群不僅讓失智症患者獲得支持，成為社交平台的一員也許「能幫助失智症患者恢復身分認同，提供社會連結，有可能降低診斷出失智症後出現的孤立感和孤獨感」。

但要達成上述結果，科技公司打造網站時必須考慮到無障礙設計，確保有身心障礙的人能夠輕鬆使用網站，不要使用過於複雜的安全機制。科技公司常常會詢問大眾意見，但是通常不會詢問失智症患者意見。然而，簡單的教學影片、圖解、教學語音就能協助大家弄清楚如何使用網站的各種複雜功能，為孩子打造的網站總是做得簡單又直覺，為大人打造的網站為何不也這麼做呢？

Zoom 是另一個讓我和病友保持聯繫的平台。我們每個星期都會舉辦僅限女士的視訊會議，只要在自家客廳就能參與，讓人覺得自在又安心。有時候有些人沒心情聊天，可是就算那一天狀況不好，我們只要登入就能做自己，因為大家都能體諒那種狀況。上次有個朋友告訴我，就算她原本覺得累到無法參與對話，決定默默聽別人聊天就好，但當她進入視訊後，很快地也會和大家一起大笑，而笑聲就是最好的良藥，對任何疾病都是。

科技的功用

如同前面提過的，供失智症患者使用的科技必須達到它宣稱的用途：設定簡單、上手容易，不然好點子很快就會變成令人受挫的玩意兒。我記得我的朋友艾格妮絲告訴我，有一間廠商為了她的失智丈夫在他家安裝了「救命專線」，然後說了一大串使用方式。五分鐘後，等到廠商一離開，他已經把剛聽的那些忘光了，完全不知道怎麼用那個新裝置。

現在我的 iPad 和 iPhone 是我接觸世界的窗口，永不離身。需要記得某件事時我會馬上拿手機出來設提醒——我的耳邊常常響起提示音，有些是每天固定的提醒（例如提醒自己記得吃飯），有些是單一事件（例如記得關心那位不舒服的朋友）。如果我散步走到一半突然想到需要做某件事，我會立刻用手機設定提醒，讓它在我到家後提醒我，不然我走一走就忘了。

科技對我的女兒來說也是極為便利的工具，她們在我的手機下載了定位程式，從此再也不用擔心我人不見——那個程式對我也有幫助，也能讓我知道我自己在哪裡。

我用很多應用程式讓生活變得更平靜、更簡單。舉例來說，火車應用程式讓熱愛旅行的我能夠繼續旅遊，它會在轉乘班次誤點時發送通知，也會告訴我應該去哪個月台。倫敦地鐵的應用程式告訴我要去哪個車站搭哪一條線，讓我不需要一臉茫然地看著地圖上的繽紛圖案扭來扭去。

智慧語音助理 Alexa 也是我的好朋友。她會提醒我吃藥，還能做好多事——我之前走樓梯時一直跌倒，後來發現我只要喊一下就可以請 Alexa 打開樓上的燈，讓我看得更清楚，降低跌倒風險。我甚至可以請她幫忙煮水，只要躺在床上就能下指令，等到我起床下樓，樓下的電器已經都動起來了。就和很多朋友一樣，我也會遇到溝通不良的狀況：有時候我想請 Alexa 煮水，可是她聽不懂我結結巴巴說出的指令，所以反而給了我天氣預報。

「看來我只能自己來了，是吧？」我說，一邊翻了個白眼。

Alexa說什麼她聽不懂，然後我們一直鬼打牆，直到其中一人放棄，而那個人通常是我。

我有很多朋友家裡也有 Alexa，他們都覺得這個智慧助理讓他們更能適應失智生活。不過我們後來發現好像不應該在視訊會議中稱讚她。有一次大家正在稱讚 Alexa 時，「耳尖」的她聽到了她的名字，然後突然一片混亂，每個人家裡的機器人同時開始說話——我家的甚至開始播放貝多芬的第五號交響曲。

那次真的很好笑，大家趕緊對自家的 Alexa 大吼：「停止！」然後笑到倒地。俗話說得好，科技可能是禮物，也可能是詛咒。

04

環境

有助於失智症患者生活的空間

如果天氣很好我又沒有其他事要做，我可以在戶外散步好幾個小時。我有好幾次在村莊周圍一口氣走了兩萬八千多步——至少計步器是這麼說的。我會走各種不同的路線前往附近的鄉間，但是都不會離我家太遠——至少我原本是這樣想的。

常常有積極想進入「失智症市場」的廠商請我測試他們認為失智症患者用得上的新產品，而我總是會提出一個條件：我一定會提供誠實的回饋。我就這樣接受了某個新款定位追蹤手錶的試用邀約。

那支手錶看起來很時髦，可惜它的操作方式實在太複雜了。我請莎拉幫忙設定手錶，但就連她看了手錶提示的官網也還是搞不清楚到底怎麼弄。不過我們沒有選擇放棄，畢竟莎拉也用得上定位手錶，可以用它來確認我的位置。她之前用我的手機追蹤我從沒遇過問題，但我們以為新手錶的定位會比手機更詳細、準確，所以我戴著手錶出門了。

我才剛出門就馬上收到訊息：「媽，妳怎麼會在南安普敦？」

「嗯？我在伯明罕啊。」我回覆。

我們以為那是定位系統一時出錯——一個一百五十英里的錯誤。不過這個問題持續發生，根據手錶定位，我出現在英國各地，莎拉則坐在家裡玩著「溫蒂在哪裡？」

我決定聯絡廠商，他們寄了一支新的給我，甚至為我「預先」完成設定——這對一般消費者來說沒什麼用處，不過我和莎拉還是很高興不需要再經歷那番折騰。

我再次出門探險，莎拉盯著我的每一步。你應該可以想像她看到我出現在中國揚州時有多麼驚訝。我一直很想去中國，但我從沒想過搭英國公車就能抵達，更何況實際上我的所在位置無趣多了——我在米爾頓凱恩斯（Milton Keynes）。

莎拉在家裡看著我繼續亞洲之旅。

「妳怎麼在日本？！」幾個星期後她傳了訊息問我。

那時我們就知道該放棄了，我還是乖乖在村莊附近散步就好——雖然沒那麼有異國風情，可是至少我知道怎麼回家。

▼四季變化

關於面對變化，我們能向大自然學到什麼教訓？陷入困境時，我們總能從周遭的世界吸取教訓——連在自家後院也是。對於生與死、混亂與秩序、光明與黑暗，大自然無所不知，每天早上和下午出外散步時，我都能深深體會到這件事。我看到四季更迭的必要性，它能提醒世人變化再自然不過，不需要害怕或逃避，不需要問「為什麼是我？」因為大地之母對世間所有的動植物都一視同仁。相反地，我們應該直接面對它、尊重它、接受它。得了失智症之後，有時每天只有季節變化陪伴著我，提醒我對抗失智症時每個微小勝利都很重要，都可能累積造就更大的勝利，如同從樹上掉下的小小橡實也能長出高大的橡樹。

我在七月診斷出失智症，但我當時的心情就像陷入寒冬。我覺得自己像一棵葉子掉光光的樹，即將迎來漆黑的夜晚和白茫茫的寒冷冬日；我知道有些人在診斷出漸進性疾病後一直困在黑暗嚴冬裡走不出來，看不見春天來臨的跡象。對動物來說，冬天是休養生息、養精蓄銳的時機，也許那些崩潰絕望的人封閉內心也是類似的意思，我知道我就曾處於那種狀態好一陣子。就算是現在，在這個熙熙攘攘的世界裡，總會有事物提醒我稍作休息，放慢腳步，不要把生活弄得那麼複雜，讓大腦有機會恢復。

當白雪布滿大地，只要用心就能看到一片白淨的世界有多美麗；對於有失智症的人來說，單純的黑白景色比較容易看得清，如同新生兒也比較會分辨黑白畫面。光禿禿的樹不一定代表醜陋，只要仔細欣賞就能看到樹枝之間散發出的美。只有在冬天，阻擋視野的樹葉都掉光了以後，我才有機會從客廳窗戶目睹雪鴞在黃昏時刻從對面的小圍場上空呼嘯而下。漸進性疾病患者跟那隻雪鴞一樣時間有限，就算身處最嚴酷的季節、最空蕩的地方，我們也必須找到美麗之處。冬季是關起大門、窩在暖和角落養精蓄銳的時節，大家都應該提醒自己偶爾這麼做。隨著落下的白雪蓋住聲音，冬天讓我們有機會遠離世界的喧囂，讓人能回歸根本。

到了春天，我等著看新生小羊出現在村莊周圍的田野，或是在村莊池塘中出現一群正要學游泳的小鴨。當然，變化也會帶來風險：對那些小鴨來說可能是站在岩石上監視牠們的鷺；對我來說可能是濕滑的人行道，或是被猛然回彈的樹枝留下瘀青。我可以完全避開那些風險，只要待在家裡與失智症相伴，等天氣更好的時候再出門，可是那樣做會錯過好多美景，像是那些藍鈴花和番紅花，還有我家對面河岸的一整片蒲公英。春天提醒著人類，明天總會到來、下一週總會到來、明年總會到來。就算今日陷入一片迷霧，也許到了明天霧就會散去；就算人生出現變化，我們還是能心懷希望，即使它看起來跟之前有些不同。

到了春天，我會在盒子中撒下種子，放在窗台上，當作無法出門的備案。

當失智症讓世界變得一片模糊，逼得我只能用被子裹住自己，躺在床上看著窗外搖曳的樹梢時，我的種子盒還是能給我希望——冒出來的小小綠芽提醒著我大自然會繼續推進，等著我準備好再次露臉。我在演講或寫書時都會想到那些種子，暗自希望我在別人心中種下的種子也會發芽並散播出去。

大自然是日常語言的一部分。大家常常用天氣形容心情：烏雲罩頂、淚如雨下、開朗無比。比起陰天，大家更喜歡晴天。不過夏天提醒了我們，就算面對陽光，背後總是會留下一道陰影。大自然知道好日子必定有壞日子相隨，而生命與活著便是好壞日子的完美混合。植物也需要陽光、陰影和水，就和人類一樣。被炎炎夏日曬得火熱的草原提醒著我，每個人都需要雨天的存在才能好好休息充電。如同大地之母每天示範的，以為自己能控制那些日子出現的時機和頻率不過是錯覺。

對我而言，夏天的重點是存在而不是做事，特別是在疾病勝出的那些日子。我們必須尊重自然。我想起以前坐在黑潭（Blackpool）海灘的自己——我正在讓腳趾縫曬太陽，剛好看到遠方的救生艇團隊正在回應呼救訊號。他們知道海浪太強，大部分的人都無法招架，而經歷過慘痛教訓後，他們學會尊重大海、學會順應海浪而不是和它硬碰硬。面對失智症也一樣，我選擇乘著海浪前行，抗拒只會溺水。

很多人害怕秋天，害怕之後可能會發生的事，可是它明明是充滿豐富色彩和果實的季節。沒錯，秋天的重點是結尾，是向歡愉的夏天道別，不能繼續在院子裡玩到傍晚，因為太陽會突然趕著下山。秋天的本質就是燈一盞一盞地逐漸熄滅，最適合代表失智症。不過就像我之前提過的，執著於之後會發生什麼事只是浪費了大自然此刻提供的美景——現在明明還能享受尚未完全轉涼的天氣，為什麼要想著之後會多麼寒冷呢？

逐漸凋零的深橙色葉子、準備過冬的植物的驚人變化，以及本能地躲在洞穴深處度過嚴冬的動物——人類可以從觀察秋天學到好多關於變化以及應對方式的教訓。當樹葉開始掉落，我又看到那隻雪鴞，想起那些冬天提供的美景。

在失智症突然闖進人生、逼迫我活在當下之前，我是否曾注意到那些四季的變化？每天的散步時光就是我的覺察時刻，我會把相機掛在脖子上，到處搜尋有什麼可以拍，將原本幾秒後可能就忘了的畫面以數位記憶的方式記錄下來。

我很慶幸現在住在鄉間的自己每天都被美麗的大自然環繞。罹患失智症一、兩年後，我再也受不了城市的吵雜和危險，決定搬到鄉下。當時我會看上現在住的這棟房子，是因為客廳那面大窗戶可以看到馬路對面的小圍場。我本能地想要更親近大自然，我覺得這件事很有意思，那就像是我內心明白，在未來狀況不好的日子裡，自然會是我唯一的陪伴。不是只有我有這種感覺，二〇一八年的〈能夠出門讓我歡喜無比〉（Overjoyed That I Can Go Outside）報告中，受訪者提到能夠在社區散步不僅讓他們感覺自己擁有自由和權利，也讓他們覺得自己正在積極預防疾病惡化。的確，散步讓我擁有目標，而擁有目標讓我的大腦能持續運作，我不會漫無目的地走，而是會認真觀察周遭事物。散步也能提供社會接觸還有迫使我找尋方向，這些都能讓大腦保持活躍。但是，我無法一邊和人散步一邊拍照──我只能專心陪別人散步，或是自己散步時拍照。和別人散步時，如果要和對方聊天，我通常會停下腳步，因為我一次只能專心做一件事。

在那份二〇一八年的報告中，受訪者提到大自然對他們的意義。跟我一樣，許多人表示季節的更迭讓他們有目標：「受訪者認為維持和大自然的連結有療癒作用，每日散步看到動物或是花朵令他們感到興奮或愉悅。」失智之前我就很喜歡到處走走、欣賞風景，但以前我關注的是走得多遠而不是周遭的細節。現在的我就算重複走同樣的路線和步道也從不厭倦，每次都能注意到不同的東西：村莊的初雪、雲朵的圖案、天色的變化。那份研究的受訪者看來也從大自然獲得許多快樂：「某些受訪者表示，經過漫長冬日，他們會注意到春天即將到來的跡象，而季節的更迭對他們而言代表希望以及重獲活力的機會……

受訪者待在戶外親近大自然的時候，常常進行散步這類幫助他們面對失智生活的復健性活動。」

很多人關注失智症患者「遊蕩」的習慣。我總是覺得很意外，只有失智症患者會被稱為「遊蕩的人」，在他們發病前，別人可能只覺得他們是「散步的人」。失智症患者也有自己的目的，雖然他人可能看不出來。走路可能是他們保有僅存的自主性的唯一方式，那份二〇一八年研究便解釋了這件事：

其他研究暗示失智症患者的世界會在發病後越來越小，通常原因是失智症逐漸惡化，不過本研究得出不同的結論……我們認為失智症患者會透過行使行動自由積極對抗縮小的活動範圍……這個發現具有價值，因為它提供和先前研究相反的主張——先前研究傾向於將失智症患者的移動視為失智的表現，將該行為貼上「遊蕩」的標籤，特別是針對失智後期的人。

居住的環境會直接影響我們是否有機會每天散步。那份報告繼續說道：

> 受訪者會尋找沒有車輛和人群的綠地和開放空間，讓他們能放心自由移動，無須面對車流或擁擠的人行道帶來的壓力或挑戰……在社區散步讓人能自由行動，強化擁有自主權的感覺，讓人覺得人生在自己的掌控之中，有時也能藉此逃避獨自在家的孤立感。

讓環境更失智友善

世界衛生組織針對比失智症更廣泛的老化議題提出的報告，精準地指出了人類都渴望擁有歸屬感。《高齡友善城市指標》（*Global Age-Friendly Cities: A Guide*）表示：「社會參與（social participation）和社會支持（social support）與人整體健康息息相關。世界衛生組織訪問的長者，明確表示參與正式和非正式社交活動的能力，不僅取決於此類活動是否歡迎他們參加，也取決於是否有適當的交通工具和設施可使用，還有是否能取得活動相關資訊……高齡友善城市強調賦能（enablement）而非失能（disablement），它對所有年齡層的人都友善，不僅「高齡友善」（elder-friendly）……認可、尊重並接納長者的文化可以提升長者的權能和自我價值。」

就像我一直強調的，只要是適合失智症患者的做法，那就一定適合所有人。交通也是重要因素之一。我記得有一次村莊的公車調整了班次，害得全村陷入一片混亂，大家折騰了好一陣子才終於習慣新的時刻表。對於有失智症的人，這可能是極大的挑戰。

前述那份報告提到了各種可以讓社區更加年齡友善（age-friendly）的實際做法，包括設置公共座椅、公廁、路緣斜坡、無障礙坡道、適當的標誌、在人行穿越道提供足夠的通行秒數等，少了任何一項都有可能讓人無法放心在當地社區走動。

個人認為，最大的關鍵還是人：理解失智症並且想讓環境對失智症患者更友善的人。

以下是世界各地的成功案例，這些案例取自阿茲海默症國際協會（Alzheimer's Disease International）於二〇一七年發布的失智友善社群報告：

- 荷蘭在一九九七年開始推廣失智咖啡廳，目前全國共有超過兩百三十間失智咖啡廳，共有三萬五千位不重複的造訪者。荷蘭國內亦有組織發起「失智才華」（DemenTalent）計畫，目標是善用失智症患者的才能，根據他們的能力提供相關志願服務機會。
- 在奧地利，「失智行動」（Aktion Demenz）打造出「記憶課程」（memory parcour），讓在公園散步的民眾可以「順便」學習關於失智症的知識。
- 臺灣於二〇一三年推出失智友善商店計畫，鼓勵店家用正確的方式對待失智症患者，讓失智症患者可以繼續獨立購物。實際做法包括預先付款、簡單的退貨流程，以及在失智症患者前來光顧時通知家人，讓他們放心。

- 南韓開發出一款「失智症模擬器」，讓年輕人能夠體驗失智的感覺。幼兒園的孩童會到照護中心陪伴住民，國小學童會到照護中心為住民按摩雙手。
- 在日本，非營利組織「絆」（Kizunaya）協助患有早發性失智症的人尋找工作機會，包括利用閒置農地種植橘子並販售。
- 中國於二〇一二年推出了黃手環行動，目的是防止失智老人走失，現在黃手環已成為全國皆知的親情象徵。有中國廠商推出具GPS定位功能的安全手環（Safe Bracelet），這種手環已經成功讓將近一百位使用者回到家人身邊。
- 澳洲阿茲海默症協會（Alzheimer's Australia）於二〇一四年研究改變哪些實體環境能夠提升社區的便利性，讓失智症患者更能輕鬆和社群互動。該份報告提出了一些建議，包括盡可能降低噪音，減少使用玻璃等反射性表面，以及提供更好理解的地圖、標誌和指示牌。

里茲新蓋的拱廊商店街剛開幕時，我超期待有一天能去逛逛。聽到那裡有一間約翰路易斯百貨（John Lewis & Partners）旗艦店，我立刻想起小時候我的母親帶我去的那間約翰路易斯百貨裡面有間餐廳，每個服務生都穿著傳統的黑色女侍者制服，頭上戴著多摺邊白帽，腰間圍著漿過的圍裙，將熱茶從亮晶晶的銀色茶壺倒進茶碟上的陶瓷茶杯。對年幼的我來說，在那裡用餐就像在麗思飯店（Hôtel Ritz）吃下午茶一樣高級。

潔瑪找了一天開車載我去逛街，我們來到一棟金碧輝煌的高大建築面前，自動門一開潔瑪就衝了進去，我卻猛然停下腳步。光亮的大理石地板看起來像是上面有許多灰色波浪的黑色海洋，還沒踏進去我就已經暈得想吐。潔瑪發現我沒有跟上，回頭看到我僵在門口。

「地板看起來像一片海。」我說。她挽起我的手臂，我小心翼翼地踏出第一步。我必須抬頭盯著天花板才不會覺得噁心，沒辦法看路的我相信潔瑪會將我領到目的地，希望到時能遠離這可怕的地板。我知道一定有很多人覺得那種設計很有美感，但對我和其他失智症患者而言，那種花樣簡直是一場惡夢——建築師和室內設計師只要注意到這個小細節，就能讓更多人好好享受這個空間。雖然那次我沒有直接打道回府，但是後來每次要去購物時都會很絕望。

常常有人請我幫忙評估大樓的失智友善設計是否實際，我總是很驚訝只要進行些微調整就能造成極大的差異。如同二〇二〇年的世界阿茲海默症報告（World Alzheimer Report）所寫的：「良好設計的造價並不會比糟糕的設計高，而且可以顯著提升營運效率和生活品質。」

在二〇一六年，東約克郡社區醫院（East Riding Community Hospital）邀請我去參觀他們在約克郡比佛利新蓋的大樓。醫院高層想打造失智友善的環境，畢竟那間地方醫院會有很多失智症患者進出。評估團隊把大家分成兩人一組，以免有人受到其他人的意見影響，不過我們分別在大樓走動時，還是都發現了類似的問題。大門玻璃看起來很時髦，可是有色玻璃讓人看不到裡面，容易讓人誤以為醫院沒有營業。標誌是最大的問題，因為很多標誌都是銀色的文字配上淺色背景，對於失智症患者來說難以辨識，但只要鮮豔藍底配上粗體白字效果會好很多。整體來說，問題是整個空間太單調，色彩不夠繽紛，所有東西都是米色，每扇門都關著，而且很多扇門的顏色還跟牆壁一模一樣，旁邊也沒有鮮豔的標示牌清楚標明這扇門後面是什麼人或什麼東西。但是，只要擺放一些當地學童的藝術作品，就能輕鬆讓整個空間變得更活潑，在各樓層用不同顏色標示出醫院的各個區域也是好做法。這些做法不需要花太多錢，但能大大幫助造訪醫院的失智症患者，問題是各單位常常在完工後才問我們有什麼建議，而事後修改可能會比一開始就做到貴很多。因此，各單位應該提早在設計階段就積極採納失智朋友的意見。

本章節稍早提到的二〇一八年發表的〈能夠出門讓我歡喜無比〉報告，強調了座椅對於失智症患者的重要性：「除了讓人可以在散步中途稍作休息，長凳還扮演了另一個重要角色：長凳提供更多臨時起意的社交互動機會，可以鼓勵大家多多出門。」我不像從前可以走那麼遠，但是我的村莊在各處設置了很多張長凳，我知道我可以隨時坐下來休息。如同報告說的，坐在長凳休息時，村民好像比較會過來攀談或是關心我的安危。有次我坐在長凳上休息，對面那一戶人家透過窗戶看到我之後，特別走出家門過來關心我。

我記得我有一次去參觀醫院，看看能夠如何讓空間變得更失智友善。院方在走廊布置了一些很厲害的藝術作品，雖然那樣很好，可是沒有地方可以坐著欣賞，於是我建議在作品的對面放一些長凳。

我住在一個很小的村莊，不過有一年，當地議會決定在主商店街附近蓋一棟購物中心。他們想到了很棒的點子，在人行道地磚上用大大的圓圈標示出新商店和火車站的方向。很多失智症患者為了不要跌倒習慣看著地上走路，所以這種標示方式效果真的很好。

我很喜歡某一間一般外科醫院用顏色標示不同區域的做法，可惜那間醫院的接待區有很扣分的大階梯（在失智症患者眼中會動來動去）和布滿花紋的地毯（看起來就像蠕動的蟲子）。不過我跟那裡的員工說，他們的親切態度和微笑彌補了設計上的不足。馬丁・奎克（Martin Quirke）和同事在關於失智友善社區的報告中也提到了這一點。他寫道：「充滿支持的社交環境可以彌補環境在物理上的不足。」若能在社交方面和物理方面都做得更周全當然最好，可是人真的是最大關鍵。

▼社區的功用

對患有失智症的人來說，居住的地點極為關鍵。我認為大家都忽略了搬家可能對失智症患者造成的創傷，以為只要像以前那樣搬家就好了——我原本也這麼認為。我很幸運，我選擇落腳的村莊有很多戶外的開放環境可以漫步探索，我最重視散步時間了。然而，我住的三房獨棟住宅可能就不是那麼明智的選擇，它對於獨居的我來說真的太大了。我有些朋友從獨棟住宅搬到公寓，以為那樣的環境會比較適合他們，可是鄰居生活起居發出的各種噪音從地板和牆壁傳來，讓他們陷入混亂，最後不得不請社區委員會讓他們搬到一樓平房。如果有人在罹患失智症後想要搬家，建議在選擇新環境時考慮附近是否有戶外空間、交通是否便利、窗外有什麼景色。我從來不會把窗簾拉上，窗簾緊閉會讓我覺得孤立無援，困在家裡面。我家的窗簾永遠開著，鄰居經過時會向屋裡的我揮手打招呼。

劍橋大學出版社在二〇一九年出版的那份報告中強調，能夠從窗戶看到鄰居可以讓人即使沒有出門也能獲得歸屬感，同時也能讓人熟悉社區的日常景象和聲音：

> 本研究強調應「依據不同時間點」去了解社區，因為社區的個性和特色會隨著時間變化。許多受訪者特別提到當附近變得安靜時他們會有什麼感受，尤

其在其他人都去上班上學之後。其他研究發現，窗戶提供了非正式互動以及歸屬感，行動不便的老人或失智症患者可以從窗戶看到鄰居微笑打招呼……光是聽到鄰居對談的聲音或是看到孩子在外面玩耍就能給人希望和連結感。

外面其他人的日常活動讓我感到安心，也和我的例行公事互相呼應：準備上班的鄰居關上車門並啟動引擎的聲音；上學路上吱吱喳喳地聊天的孩子們；馬蹄在柏油路上發出噠噠的聲響，準備上山去田野活動，馬背上的人若是看到我會向我打招呼。一切都有條有理，在固定時間發生，到了下午再全部以相反順序發生一次。這種規律和一致性至關重要，每次學校放假都會打亂我的規律，因為感覺就是少了些什麼。那份報告顯示其他人也有同感：

對許多人來說，安靜的社區環境一點都不令人感到放鬆或寧靜。受訪者提到他們完全沒看到其他人時會覺得沒有安全感，這凸顯了光是看到有人在外面活動就能提供一定程度的社區連結，也許同時強化了對於社區的認同。

動物比人類更可靠，牠們不像我們會改變行程。白天我人在樓上的臥室時，窗外會有松鼠和小鳥相伴，在樹枝上跑來跑去，繞著樹幹互相追逐。

如果出外散步時看到鄰居剛好在窗邊，我一定會向他們揮手打招呼，以免他們渴望有人看見他們、證明他們存在。如果我不想被人打擾卻又想呼吸新鮮空氣，我會一大清早就出門看日出，感受大自然的規律帶來的療癒感。太陽永遠會升起落下，讓我的一天能有規律可循。

我的家是我的庇護所，特別是在狀況不好的那些日子。我在花園裡總能感到平靜，甚至只要透過窗戶看一眼就能有如此效果。我很喜歡坐在家中的日光室，看著鳥兒吃飼料，看著植物成長。有些日子讓人內心麻木，但那個畫面展現出生命力，就像我放在窗檯上的種子盒。

我很慶幸自己還能拄著健走杖走路，走路讓我覺得自己跟其他人一樣正常。剛搬來這個村莊時，有些村民並不知道我有失智症，只知道我是「愛拍照的女人」，因為我常常拍攝村莊各處的動植物或草原，把照片上傳到社區的臉書社團。「愛拍照的女人」的封號讓我感覺很好，因為他們把我當作人看待，而不僅是「有失智症的人」。

我問了幾位朋友他們在住家附近走動的經驗，大家的回應不一：

「阿茲海默症讓我不再獨自出門。我以前常常一個人到處走，可是現在我完全失去了方向感，如果我往一個方向走，我會忘記要往哪個方向才能回到原本的位置。現在除了我家花園，我在別的地方都不太安心。有次我出門迷路了，雖然沒有離家很遠，但我還是很恐慌。」

「我可以獨自去購物，但昨天買完東西後，我在回家的路上突然覺得害怕，心想：『我以後不要一個人出門了。』我覺得那可能只是一時的情緒，我必須努力對抗那種念頭。我遇到問題會跟別人求救，之前就曾經有人送我回家過。

我昨天出門去買東西，中途坐在長凳上休息。有位年輕人過來問我需不需要幫忙，我說：『我沒事，只是需要休息一下。』他問我是不是要去買東西，我說是，然後他說：『走吧，我陪你一起走。』他真的很體貼。」

「我每天早上都會出門走走，我會很早起床然後獨自在鎮上散步，這是我的例行公事。那個時候散步不會被打擾。」他的妻子說：「我裝了尋找朋友（Find my Friends）應用程式，只要鮑伯有帶手機出門而且沒有關機，我就不用擔心他不見。」

「我會一個人出門進城，沒有問題。我的女兒在我生日時送我裝了定位應用程式的手機，因為我有時候還是會迷路。不過我覺得那不是問題，我不介意向別人求助。」

覺得迷失的經驗

我對村落附近的草原就像自家後院一樣熟悉，閉著眼睛都知道該怎麼走——雖然那應該不是好主意，畢竟上次我才被樹枝打到眼睛烏青。我每天都會經過那片草原兩次，熟悉它的所有邊界。我覺得那片草原一年四季都美極了，每天散步經過時總有美景讓我駐足拍照，像是金黃色的日出、朝我飛來的野雉或知更鳥。那片草原讓我覺得安心，我知道附近都是認識我的村民，他們和我走著同樣的路線，無論四季陰晴都會出來欣賞大自然的美景。我們相遇時會高興地打招呼，聊聊天氣。其他人寒暄時，我會趁空檔獨自站在一旁，用快門捕捉我如此熟悉的草原，想到從黑色土壤冒出來的鮮綠嫩芽底下藏著生長中的馬鈴薯，讓我再次對大自然驚嘆。

不過某一天，拍完照的我打算繼續前進，可是目光從相機的觀景窗移開後突然發現自己身在陌生的地方。沒錯，我還在草原裡，可是不是我熟悉的那個地方。沒有任何特徵顯示這是我熟悉的地方，我完全沒有看到平常熟悉的那些事物。我看到一條小路，我剛剛就是從那裡走過來的，前方也有一條小路，但我完全搞不清楚該往哪走。我環視四周，看看有沒有任何人或路標，可是我發現一個人影都沒有。我的心跳開始加速，開始越來越困惑、越來越恐慌。如果我繼續走，我知道我一定會迷路。

別慌張，我對自己說。只要耐心等待，終究會有村民經過，為我指出回家的路。我開始慢慢走，試圖透過相機讓自己分心，希望不斷按快門能讓自己冷靜下來。然後我看到了：兩個朝我走來的身影，一男一女，其中一人穿著亮紅色大衣。我的心跳逐漸緩了下來。我對那兩個人微笑，他們也以微笑回應。

「回去村莊是這個方向嗎？」我指著前方的小路，希望我靠著身體內建的指南針走對了方向。

「嗨，溫蒂，」那個男人回應，「沒錯，只要走到底再右轉，一下子就到了。」

右轉，我對自己說，這就是我需要的答案。我向他們道謝，繼續向前走，不斷重複著那一句指示，一邊時不時拍照。過了一下子我就走到了田野的邊緣；接著，右轉，世界突然變得無比清晰。我當然知道這是哪裡。這是農田的邊界，上面種滿了美麗的野花；農夫的房子也在這裡，大門旁就坐著那隻黑狗；右邊則是大橡樹還有回家的路。

我拾起相機，用鏡頭觀看那個景象。我當然知道這個地方，至少今天知道……

▼住在家裡的好處

我說過很多次，我堅持盡可能獨立在家生活到最後，而且我知道不是只有我有這種想法。我們不需要聽到親朋好友或專業人士告訴我們什麼不可行，而是想聽到要怎麼做才行得通。建築師兼設計師瑪格麗特．寇金斯（Margaret Calkins）是打造失智友善建築的高手，她曾說過，某一天她突然意識到，「若要社會尊重與支持日益增加的失智症患者的人權，我們必須以能力為核心的思考模式取代現行主流的缺陷模式」。我常常呼籲專業人士著重於我們做得到的事而不是做不到的事，這一點適用於生活的所有面向，包括我們的家園和房子。

艾許・奧斯朋（Ash Osborne）在二〇二〇年發表的報告中提到盡量維持家中原有擺設極為重要，這樣「可以讓失智症患者透過擺設享受和過去人生的連結，即使現在的生活因失智症出現了新的挑戰」。

沒錯，周圍的事物述說了我們的人生故事。只要看一眼那一盆鮮豔的貝殼我就能想起在黑池海灘的時光，我能立即想起海浪聲，感受打在腳趾之間的水波。這些物品不應被視為占位置的雜物或非必要物品，即使它們對別人來說不重要。這些東西是我的人生的驗證。住進照護中心的人常常因為居住的空間過小被迫捨棄很多物品，那肯定讓他們很傷心。

奧斯朋的報告列了一些能夠讓失智症患者在家中過得更舒適的改造方式，像是透過增加房門與走廊的寬度，或是拆除牆面讓起居空間更開闊。有失智症的人必須看到自己要去哪裡還有從哪邊來。剛搬進現在這個家時，每次只要門一關上我就忘了裡面是哪裡，雖然我明明剛剛才從裡面走出來。針對這個問題，我的解決方案是拿螺絲起子把門板都拆了，這樣我人在廚房時依然可以直接看到客廳，反之亦然。

非結構性的改變（例如安裝斜坡或扶手等固定與非固定裝置）也能大大提升失智症患者的居家生活品質，這些輔具能讓人自信地在家中移動，特別是對於常常絆倒或跌倒的人。安全固然重要，不過也別忘了房子是家園，有好多位朋友提到，絕對不能為了讓家人安心，而讓自己的家變得太像醫療場所。

在家進行一些簡單的小改造就能讓環境更適合失智症患者。丟掉有漩渦花紋的地毯，換成對比明顯的地毯。照明也是改造關鍵，以我的個人經驗來說，節能省電燈泡對失智症患者恐怕不是很友善，因為它們亮得太慢了，等到我能清楚看見房間裡的東西，我可能已經忘了自己到底要做什麼。

奧斯朋的報告繼續說道：

多位相關領域的研究人員建議最好在失智初期完成居家改造，在這個時期改造較不容易造成混淆，可使失智症患者順利在家養老。在病程中後期進行居家改造可能會使失智症患者感到混淆，造成負面影響。

沒錯，提早做好準備才能讓人有時間適應，就算只是將房間漆成別的顏色都可能使人混淆，認不出自己的房間。

清除雜物可以輕鬆為失智症患者打造更舒適的環境，像是移除可能會讓人絆倒的危險物品，例如地毯、拖鞋，或是邊桌與足凳這種小型家具。我不喜歡工作檯面上亂糟糟的，可是又喜歡把物品擺放出來，這樣我才不會忘了它們的存在——像是我的 iPad 和手機、鑰匙、紙筆，或是廚房的計時器都不會收起來。我只會把衣服、碗盤和食物收到櫃子裡，但我會在櫃門上釘著照片，提醒自己裡面放了什麼。有些人甚至會把櫥櫃的木門換成玻璃門，讓裡面的物品一目瞭然。以下是我的朋友應付失智生活的一些手段：

「現在我們比以前更有條理，現在我總會把鑰匙、眼鏡和包包放在同一個地方，以前我都亂放，但現在每個晚上東西都放在同樣的位置，驚人的是，隔天早上東西仍然在那裡。關鍵就是條理。」

「我在衣櫃和衣櫥門上貼了一張清單，上面列出睡衣和衛生衣等衣物，讓我知道裡面放了什麼。不過我們最依賴的是智慧語音助理 Alexa，她會提醒我們各種事情，什麼時候要關暖氣，什麼時候要關燈，雜七雜八的事情。現在有兩個女人會對我發號施令！」

調整起居空間讓人能望向窗外的效果極佳。我在前面提過，看著窗外的美景，看著忙著過活的鄰居，向他們揮手打招呼，這些都讓我感到快樂。奧斯朋的報告提到有一扇可以看到外面的窗戶這麼單純的事情就能「顯著提升人對於社區的歸屬感」。

噪音也是必須考慮的因素。曾有人說過，噪音之於失智症患者如同樓梯之於身障人士，越少聽覺刺激（或者說干擾）越好。這就是為什麼我把洗衣機放在溫室，這樣我才能在它運轉時關門，隔絕低頻噪音。它在洗程結束時播放的音樂倒是很悅耳，不會讓我的耳朵那麼難受。在我的村莊中，有戶人家裝了一台冷氣，我實在很討厭它的聲音，討厭到我在那台冷氣出現後再也不經過那戶人家。實在很難相信對某個人來說稀鬆平常的事物竟然可以對另一個人影響那麼大。地毯和窗簾可以吸音，降噪效果很好，光滑的地板和木製百葉窗則不好。

▼我的回憶房

只要踏入回憶房，我立刻就能感到平靜和溫暖。我很少在裡面久坐，只會在我需要感受和人生的連結時才會進去，重溫那些對我微笑的臉龐、我造訪過的地方，以及我親自拍攝的那些照片。雖然那間房間只是我家樓上的多餘房間，但是它的意義遠遠不僅如此。那間房間到處貼著充滿美好回憶的照片，反映出真正的我，如同流經身體的血液一樣真實——我在狀況特別糟，忘了自己是誰的那些日子特別需要那些提醒。

我面對牆壁，上面是一串用紅線和彩色小釘子固定的照片。那些是莎拉和潔瑪小時候的照片，看著照片中的女兒，我感覺到自己的臉上也出現了笑容。其中一張照片特別吸引了我的注意：照片中的莎拉大概十一歲，潔瑪八歲。我不記得那是什麼時候拍的，不過她們倆同時對我回眸一笑，臉上寫滿了快樂。能夠用相片捕捉到那個畫面真的很難得。我立刻想起自己多麼了解那兩張小臉蛋的各種表情：喜悅，尷尬，「媽，走開啦，我現在不想拍照」。我慢慢轉身，每一張照片都讓回憶一湧而上。也有帶給我快樂的地方的照片：大部分都是在凱西克拍的，但也有幾張盧沃斯灣（Lulworth Cove）和杜德爾門（Durdle Door），還有一張是海鷗孤獨站在黑池海岸的剪影。我發現大部分的照片都有水的元素——海灘、湖泊或村莊的池塘，我總是不自覺地受到水吸引。

角落放著我的回憶箱，現在已經疊成三層了。一開始我只放了一個箱子，裡面裝著女兒的第一雙鞋，不過可能是太害怕遺忘，我現在連小東西都捨不得放手。

就像我之前說過的，雖然那只是家中的一個房間，但是意義絕對不僅如此。過去那些美好的人事物交織而成的人生，讓我現在能站在這裡。只要踏進那個房間就能讓我重溫過去，再次成為小孩子，成為新手媽媽、單親媽媽，或是驕傲看著女兒畢業照的媽媽。我在裡面覺得很平靜，我記得自己是誰，不需要把失智症關在外面。那是我的庇護所，在那裡失智症並不存在。

▼住家和照護中心

我可以理解家人希望失智家屬還住在家裡時能夠生活在安全的環境，但大家必須記得沒人想要過得像是在坐牢——有失智症的人當然也不例外。有些家人照顧者可能會在大門多裝一道門鎖，讓人覺得自己好像被關在家裡。雖然他們的出發點通常是好的，但這種做法只是讓照顧者感到安心罷了。

一份二〇二〇年利物浦大學（University of Liverpool）的報告研究了照護中心適當的硬體架構對住民的整體健康有多大的影響。那份報告建議避免採用明顯可見的安全措施，「採用隱蔽出口和無聲電子鎖的照護中心，住民的憂鬱程度較低，整體而言，採用安全措施時，必須權衡那些措施是否可能讓失智症患者覺得自己受到差別對待或被限制在安全的環境中」。

針對常常想要離開屋子的人，很多人提到可以用簾子遮蔽前門，讓失智症患者不會看到門就想出去。相較之下，裝上多道門鎖則會讓人覺得自己被困在裡面。照護中心的住民進出戶外也是同樣的道理。同一份報告提到，親近花園或其他戶外空間對失智症患者極為有益，因此「限制進出戶外的權利……可能會造成意想不到的後果」。我的一位朋友最近搬進照護中心，機構規定住民只有在工作人員的陪同下才能到外面，那讓她覺得自己好像被關起來了，因此變得很憂鬱。如果照護中心有附設花園，住民當然應該可以輕易進出並在裡面安全地走動，否則建築師就該好好反省了。有些照護中心附有療癒花園（therapeutic garden），裡面設置了回憶箱、可隨意走動的步道、香氛植物以及可以觀賞野生生物的平台。這種花園不僅能提升住民的生活品質並減少激躁和憂鬱情況，同時也能降低工作人員和家屬的壓力。

照護中心設計環境時理應優先考量住民的最佳利益，不過住民的親朋好友也很重要。利物浦大學的報告指出：「在人數較少的環境中，家屬表示照護中心將他們當作團體的一份子而不是訪客，讓他們有機會和親人一起用餐。這讓家屬願意更常去探望親人。」聽到有人重視這件事讓我很高興，照護中心的規定通常很繁雜，讓想探望住民的家屬為之卻步。我記得有一個家庭曾告訴我：「我們的媽媽現在很安全，有人照顧她，我們不需要擔心。如果她生病了，他們會打電話通知我們。」他們從來不去探望她，因為他們不忍心看到她在照護中心的樣子。這種故事總是讓我覺得很難過。

關於失智村

個人對於「失智村」仍持保留態度。荷蘭的霍格威村（De Hogeweyk）廣受讚譽，是後來世界各地的失智村的典範，像是英格蘭西北部的歸屬村（Belong village）就採取了類似的運行模式。霍格威村鄰近阿姆斯特丹，這個封閉式社區裡面有二十三棟住宅，共住了一百五十二位患有失智症的住民。那個社區大概有十個足球場那麼大，裡面有獨立的廣場、劇院、花園和郵局，住民在社區內過著看似「正常」的生活，六至七位住民住一棟。雖然那個社區主要針對失智狀況極為嚴重的人，不過隔離群體的做法總是讓我感到憂心。社區內有兩百五十位失智症專業人員負責照顧住民起居，這些人在社區內同時擔任超市收銀員等角色。霍格威村的餐廳和酒吧不僅對住民開放，也對住民的親朋好友和工作人員開放。這個概念聽起來很不錯，聽說霍格威村的客戶滿意度平均高達九點一分，相較之下，荷蘭國內其他普通照護中心的滿意度只有七點五分——但我就是覺得那種社區很不自然。

某一晚，我夢到自己被某個看不到的人押著走進有著高聳金屬柵欄的社區，一走進社區，大門立刻在我身後戛然關上。我立刻有種受困的感覺，好像我是進來服刑的囚犯，唯有等到死亡的那一天才能解脫。夢裡的我走在街上，所有事物感覺都很虛假。我聽見瘋狂的笑聲，好像有人在取笑我們這些有失智症的人，取笑我們盯著假櫥窗裡面永遠不會賣出的假商品。雖然整個地方顏色繽紛，但卻完全沒有靈魂。我試圖打開某扇門，但是門把根本不會轉。在這場惡夢中，所有人都排成兩排走路，只有一個男人除外，他經過我們時在我的耳中低語：「我要逃出去。」然後在一個圓環裡面不斷繞圈。我想離開，但就和其他人一樣，此時我已經失去了開口的能力，新的我放棄了——一出現這個念頭我便突然驚醒，發現自己還躺在自家床上讓我鬆了一口氣，為了確認我真的回到了現實，我還叫 Alexa 開燈。

我必須強調，那只是一場夢，不過那個夢境明顯反映出我的潛意識對那種地方有什麼看法。我知道那種地方可能很適合某些人，而且那種專為失智症患者設計的環境好像越來越受歡迎。位於聖地牙哥近郊的葛萊納廣場（Glenner Town Square）宣稱他們「打破框架」，是全新模式的喘息服務中心。這個「村莊」在一個城市近郊的倉庫裡面，走進大廳後，訪客會看到好像來自一九五〇年代的老式劇場、一間有座位的迷你快餐店、一間附有撞球檯的酒吧、一間停了一輛老車的加油站、一間理髮廳、一間「百貨公司」、一間迷你博物館，甚至還有一間可容納二十位觀眾的電影院。我可以理解這種地方能夠為某些人提供刺激，可是我個人不喜歡這種不自然的人造環境，看到假的加油站停著一輛永遠不會動的汽車只會讓我很困惑。我曾經參觀過某間照護中心的電影院，裡面一片漆黑，讓人完全搞不清楚方向。這種地方最讓我擔心的是背後的經營理念：他們重視的是服務對象，還是用這些新概念賺更多錢？我不想看到有任何人發疾病財。

不過喘息服務確實能讓考慮住進照護中心的人試試水溫，或是讓失智症患者或照顧者能夠休息一天。我的朋友克里斯每次都很期待去喘息服務機構，因為他在那裡能夠好好休息，可以整天靜靜坐著就好，不像在家有和家人聊天的壓力。他的太太考慮了好一陣子才終於願意接受喘息服務，因為她認為那是「把他送走」。可是喘息服務不一定是壞事，雙方都可以趁這個時間好好休息。

挪威的綠色照護（green care）模式讓有失智症的人到傳統農場農作生活，這個模式已有許多成功案例。個人認為這個模式優於人造環境，而且同樣能提供刺激。有失智症的人可以在農園的廚房或花園幫忙，砍柴或採收水果，一起用餐，到處走走，平常照顧他們的人則可以稍作休息。挪威的全國失智症計畫（Dementia Plan）相信「環境不但應符合功能衰退後的需求，更應以個人的資源和長處為基礎」。對於這一點我完全贊成。

05

情緒

失智所帶來的情緒革命

真正的友誼比我們想像的還要稀少。真正的友誼無法言喻，我要怎麼用短短幾頁的文字精準地形容我最要好的朋友？我們認識了一輩子，沒有文字可以完整呈現出她的好。

我在三十九歲認識了希薇亞。當時我是帶著兩個小孩的單親媽媽，多年來靠著各種清潔工作餬口。和許多人一樣，我一直不願意冒險，即使我的內心知道只要勇敢踏出去就能有更大的成就。一則醫院物理治療科的櫃檯人員徵才廣告讓我終於踏出第一步，我把那則廣告圈了起來卻沒有馬上行動，畢竟熟悉的事物比較安全。後來那則徵才廣告不僅成為我的人生的轉捩點，讓我開啟在國民健保署近二十年的職涯——它也讓我遇見了我在世界上最要好的朋友。

希薇亞當時是辦公室經理，我面試時她也在。據說部門主管原本不確定要不要給我這個單親媽媽一個機會，不過希薇亞說服了她，說我的狀況只會讓我更可靠，因為我真的很需要這份工作。她的直覺很準，因為我總是第一個到，最後一個離開。那份工作是我需要的墊腳石，而希薇亞一路引導著我前進。

我以前習慣獨來獨往、害怕失去獨立性，不過希薇亞的某種氣質讓我願意信任她。我們在很多面向都不同（她很外向，我很重視隱私），但在其他方面又很相似。我們倆都極為忠誠，對不用腦的人都沒有耐心，都有兩個寶貝女兒。我們差一點同年，雖然她常常強調「差一點」。

小我一歲的她常常調侃我，說我總是在她之前達成各種人生里程碑。她不是很想面對自己即將滿四十歲的事實，雖然我一直向她保證四十歲讓我獲得了新的開始。在她生日那天，我在辦公室的窗戶上貼了大大的字母（還請女兒幫忙上了色），拼出：「看看誰今天滿四十歲了。」我看著她從停車場走來，看到窗戶貼著的字母後困惑地皺眉。然後她看到了門上貼著她的照片，馬上明白是誰在搞鬼，翻了個白眼，露出招牌笑容——從那天之後我們就變成了超要好的朋友。

她就像是我的親妹妹一樣。我們都喜歡維持健康，所以我教她打網球，完全沒想到我會釋放出一個每次上場都立志要打敗我的怪物。打球時她總會全神貫注、眉頭緊皺，手握球拍左右搖擺（就像我教的那樣），耐心地等待我發球。那個皺眉的表情成為我們常開的玩笑之一，因為希薇亞超怕長皺紋，每次她露出招牌皺眉表情我就會調侃她，她聽了會立刻換上笑容。我們後來常常相約去溫布頓看比賽和野餐，每一張中央球場的門票我都好好收藏在回憶箱中。

希薇亞和第一任丈夫分開時，她沒特別說什麼，只叫我過去陪她。我們坐在安靜的客廳，兩隻西高地白梗狗狗窩在她的腿上，我則負責去廚房端茶。身為好友，我們常常不用開口就知道對方在想什麼。離婚幾週後，我說服希薇亞她需要一些改變，所以我搬出我那出名的裝潢技能，幫她的臥室進行大改造，她則是全程在旁邊「監督」。那些日子裡，我們喝了好多瓶酒。當然也有一些正面的記憶，像是希薇亞帶我去湖區玩的那幾次。我們會爬到沃拉岩頂端，坐在上面吹吹風，然後再由我帶領下山，因為希薇亞的方向感實在不太好。

我們也曾一起慶祝人生中那些快樂的時刻。認識大衛後，希薇亞又變成了情竇初開的少女，為了測試自己會不會想念大衛，她拖著我去凱西克過夜。我們決定整天健走，所以希薇亞買了一組跟我同款的健走杖，問題是她比我矮很多，看著她拿著兩根超長的拐杖走路讓我們笑翻了。我們在凱西克火車步道停下腳步，試圖調整健走杖的長度，可是不管怎麼拉、怎麼扭、怎麼推都沒有用，最後我們無助到只能大笑。一位一臉嚴肅的老太太朝我們走了過來，一把搶走健走杖，調整好長度，然後就這樣走掉了，完全沒說一句話。我們看著她的背影，確定她走遠後才敢對看，然後爆出一陣大笑。

我診斷出失智症時，希薇亞下定決心要徹底研究所有相關資訊，身為我的好友，她覺得我最明顯的改變是情緒。她比任何人都還要了解，我的情緒範圍縮減到只剩下開心、難過和滿足。我的情緒再也沒有輕重之別，好像我的大腦必須縮減運作範圍，將腦力保留給更重要的事物。和大部分的人不同，希薇亞能理解，即便是她不理解的部分，她也會問到她弄懂為止。我會和她分享我找到的資訊，她總是聽得津津有味還會好奇提問。當她在幾年後診斷出卵巢癌，她也用同樣的方式面對自己的病。研究讓希薇亞多活了好幾年，因為她嘗試了新藥物，認真研究各種新療法。

發生那麼多事情，我們每年還是會見面幾次。有一天，我隱約感覺到她出事了，我必須立刻見她一面。那天我搭火車去找她，果然，醫師剛宣布了壞消息。

「我原本不想告訴妳，我知道妳聽了會難過。」她說。

在那一刻，我恨不得把她身上所有的癌細胞轉移到我的身體。希薇亞還有大好未來等著她，不像我的未來已經被失智症奪走。我恨不得能夠代替她罹癌，讓她能陪伴大衛更久，不過那只是癡人說夢。

在試遍各種療法卻仍然無法阻止癌症肆虐的情況下，她住進了醫院。這次她仍然沒有告訴我情況有多嚴重。她不用開口，因為我感覺得到。她知道耶誕佳節即將到來（那是我最喜歡的節日），堅決不讓她的低落影響到我過節的心情。即使在人生的盡頭，她還是那麼體貼。

希薇亞過世前幾週，醫師讓她出院，用剩下的時間在家好好陪伴丈夫和女兒。他們在家裡放了一張病床。這次她還是不敢告訴我真相，於是選擇先和莎拉討論是否應該告訴我她快死了。幸好莎拉成功說服她對我坦白，我無論如何都不能錯過我和她最後那幾段美麗的對話。得了失智症又知道自己最要好的朋友快死了，感覺真的很奇怪。我最擔心的不是自己而是其他人——萬一有一天我忘記希薇亞已經過世了，傳了訊息給她呢？我不想讓大衛難過。必須與失智症共存已經夠糟糕了，我不願看到這種病為別人帶來痛苦。

隨著希薇亞變得更虛弱，我們不再互傳訊息。至少我們想說的話都已經說了。那年冬季的某個早上，大衛傳來一則訊息，內容簡潔卻美麗：「一盞耀眼無比的燈在三點零五分熄滅。」

「大衛，她在我們心中永遠不滅。」我回覆。

大衛對我說，希薇亞過世前的最後一個心願是，租一輛旅行拖車來拜訪我。他們甚至找到方法讓維生系統的電力不會中斷，可惜最後還是沒有成行。

我常說失智症患者的記憶會收在兩座書櫃裡。其中一座是事實的書櫃，那座書櫃很不牢固，常常被失智症推得左搖右擺，害上面的書滾到錯誤的層架、讓人搞混回憶的年份和人物。另一座書櫃比較牢固，那就是情緒的書櫃，沒有任何東西能夠撼動它。這座書櫃放著最重要的回憶：我們愛得最深的人、讓我們最快樂的人、他們的離開讓我們最心痛的人。現在我知道希薇亞就在那座書櫃上，她的光芒永遠不會熄滅。我不需要擔心我忘了她已經過世，因為她就在那座書櫃上，永遠活在我心中。

有些日子我覺得難過無比，就連出門散步也無法讓我脫離悲傷的情緒。我知道罹患失智症之前會有的那種悲傷，只要一個難過的時刻就能讓人陷入漩渦，不斷地想起類似的痛苦時刻，就像某種變態的俄羅斯娃娃。可是現在不一樣了，雖然失智症在其他方面都很殘忍，但感覺它好像不允許我沉溺在悲傷的情緒中太久。果然，我正想著希薇亞的離去，腦中卻突然浮現另一個場景——我們在沃拉岩健行、在陽光下打網球、在她家客廳舒適地喝著葡萄酒。

希薇亞知道我很喜歡知更鳥，也知道我相信牠們是過世親人的化身。她過世的那一晚，我做了世界上最美好的一場夢。在夢裡，我請希薇亞化身為知更鳥回來看我，讓我知道她還在我身邊。在那個夢裡，我家花園出現了一隻我沒看過的知更鳥，所以我拿了一些種子和羊脂走進花園。那隻知更鳥飛了過來，輕盈地降落在我的手上。牠吃了一顆種子，抬頭盯著我看，然後直接在我的掌心大便。我笑到停不下來，但那隻知更鳥完全無動於衷。那一刻我就知道了：那是她，是我的好友來向我打招呼。

我們感受情緒的能力

很多人在罹患失智症後發現自己和情緒的關係出現變化，但實在很難說哪些是疾病本身的影響，哪些又是失智症藥物的影響。我在撰寫本章節時才發現這方面的研究多麼缺乏，應該是因為社會（甚至是專家學者）長久以來對於腦部疾病患者的情緒生活認知十分呆板所導致。如同我多次提過的，問題在於大家在我們診斷出失智症後就只看得到失智症，再也不把我們當人看待。這種錯誤一再發生，感覺都沒有人在處理這個問題。

我搜尋了關於失智症患者情緒變化的論文，可是沒什麼收穫。幾乎所有文獻都著重在照顧者的情緒經驗，雖然我們才是生病的人。如果大家願意多花一點點心思理解失智症患者的情緒自我，說不定就不會有那麼多所謂的「挑戰行為」（challenging behavior），失智症患者也會更被理解。

我向在布拉福大學講授失智症照護的珍．歐耶波德博士（Dr Jan Oyebode）討教，她說：「說到正式研究，目前缺少專門探討失智症患者情緒經驗的研究……根據我過去數十年來在臨床上接觸失智症患者的經驗，失智症並不會影響患者完整體驗各種情緒的能力，不過實際狀況還是因人而異。接觸過嚴重失智症患者的人就知道，即使他們可能有言語或記憶上的困難，他們還是會表現出開心、難過、憤怒、挫折、滿足以及任何人都會有的那些情緒。」

大家不應該擅自推定失智症患者沒有情緒需求，事實上，情緒其實可以是保存自我認同的關鍵，能提供重溫過去的窗口。瑪麗・米爾斯（Marie Mills）在一九九七年的論文結論中寫道：「和過去經驗有關的情緒似乎能作為喚起回憶的有力提示，是重述回憶的重要關鍵，同時也讓所有受訪者獲得敘事認同（narrative identity）。」我深有同感，每次我走進回憶房都有那種效果。我也覺得人生中那些情緒比較強烈的記憶會緊緊巴著大腦灰質，舉例來說，我到現在還是能想起某次去倫敦演講時被遺忘的感覺。當時我已經拿好小抄、準備好上台，主持人卻沒有介紹我，直接跳到下一位講者，被忽略讓我難過死了。

我們常常提到神經可塑性（neuroplasticity），意指即使大腦的某個部分受損，但它仍然能透過別的路徑讓我們做到或記得某件事。高速公路臨時關閉時，用路人會改走替代道路，大腦也會這樣做，就連有失智症的大腦也是。

米爾斯在研究結論中寫道：

情緒的特徵和記憶的持久度（這兩項與自傳式記憶有關），暗示在年長的失智症患者身上，情緒和可取得的長期記憶有關。此外，受訪者的情緒自傳式記憶展現出一定的韌性和持久性，回憶的其他面向似乎沒有同等特性……受訪者的記憶似乎比情緒與情緒反應更快衰退。

另一項研究意圖探索早發性失智症患者確診後的所有情緒反應。夏綠蒂·貝瑞（Charlotte Berry）於二〇一七年發表的研究發現四種情緒最為顯著，分別是恐懼、憤怒、悲傷和滿足：

> 研究結果顯示，受訪者在確診後感到恐懼和脆弱。受訪者感到憤怒，原因包括沒人傾聽他們的聲音、社會提供的支持不夠以及他人對自己的成見。受訪者提到他們確診後變得比較憂鬱，會哀悼過去的自我，出現隔絕感和孤獨感，感到絕望和無助。最後，受訪者提到一種滿足感，這種感覺源自成功維護的自我、和失智症共存的認知以及活在當下的渴望，讓他們盡可能過出最好的人生。

我問了幾位朋友他們的經驗：

「診斷出失智症後，沒人問過我有什麼感受、有什麼想法，我覺得一切都被剝奪了，我不再是一個人、一個母親、一個祖母，我在認識其他病友後才找回聲音。我會服用失智症藥物，我很好奇，是因為藥物我才能找到自己的聲音嗎？看到其他人的情緒被機構忽視時，我會為他們發聲，因為我記得自己當初確診後的感受。」

「我的醫師從來沒有問過我有什麼感受，也不讓我談我的感受，如果我對一些變化提出疑問，感覺他也不想知道細節。每次他都說：『喔，那是失智症的影響。』而神經科醫師會說：『這個嘛，有可能是失智症，也有可能是別的原因……』沒人願意深入討論這些問題。我有些親戚甚至絕口不提失智症，感覺就像他們害怕提到失智症。」

「研究人員對情緒沒興趣，只對改善病情有興趣，可是大家還有一個超級嚴重的錯誤觀念——大家認為看起來恬靜寡言、不會說話或是無法用口語表達的失智中後期患者已經腦死了。可是我們從自己的早期經驗就知道，就算我們沒有表達出來，我們的腦袋還是一直在運轉。我不認為失去將想法轉化成文字的能力就會讓大腦停止運轉。」

我相信我們這些失智症患者直到最後都還是完全保有感受情緒的能力，只是就像我的朋友說的，表面上看不出來，但只要細心觀察其實還是能看出端倪。我常常覺得專業人士羞於和我們討論失智症對於情緒的影響，是因為他們也不知道答案，但如果這個調查結果值得參考，那便是因為沒有人問對問題。我知道我在罹患失智症之後仍然有情緒，雖然情緒的呈現方式確實出現了變化。

希薇亞過世幾天後，我正在和莎拉聊某件悲傷的事情，下一秒我突然又變得很開心。我和朋友散步時也發生了同樣的事：我和她提到失去希薇亞的事，她聽了覺得難過，她正想繼續提問，我卻突然跳到比較開心的話題，然後又沒事了。其他人一定覺得我這樣很奇怪，但對我來說，這種新的思考模式感覺再正常不過了。

我有多位親友在我罹患失智症後過世，我的確因此感到難過，不過希薇亞的離開是我第一次失去那麼親近的人。那種悲傷很難面對，可是意外地，我沒有我想像得那麼常哭泣。我在寫關於她的部落格文章時會默默拭淚，當初她的丈夫告知死訊、她的女兒聯絡我時，我也哭了，不過沒有哭太久。失智症讓我能夠哀悼一下下，接著立刻因為開心的回憶而快樂無比。

這個現象讓我很好奇，所以我問了朋友他們體驗到的悲傷是否有所變化。雖然大家的答案不盡相同，不過可以確定的是，和我一樣，在罹患失智症之後，大家和情緒的關係都出現了變化。以下是他們的回答：

「對我來說，悲傷出現了戲劇性的變化。我發現我遇到難過的事情可以連哭好幾天，因為悲傷在我的腦海中揮之不去，比快樂持續得更久。最近有一天，我和我的先生走在街上，剛好一輛靈車經過，我突然就哭了起來。我的先生問我：『怎麼了？』我說：『好難過，車子裡面有一個死掉的人。』原本的我不是那個樣子。大家都知道看到那種畫面令人感到悲傷，但是感覺就像我的情緒被放大了。」

「我發現我的悲傷一段一段的：可能是五分鐘、一小時、一整天，整個人會深陷莫名的悲傷。我會想哭，開始泛淚。一般人都是因為某件事情覺得難過，但是那種突如其來的哭泣和情緒感覺完全不一樣。我會不自覺地想像自己是述說事件的當事人，無法阻止自己感同身受。」

「我現在感受不到悲傷的情緒了。但我現在更情緒化，會因為以前不介意的事情哭泣。我會瞬間爆哭，但不像以前會感到悲傷，對我來說悲傷和哭泣不一樣，我現在比較常為別人而不是自己感到難過，不過話說回來，我一直都是這樣，那種同理心還在。」

關於恐懼

似乎所有失智症患者的同理心都會在罹病後增強，可是大眾卻常常誤以為我們沒有同理的能力。二〇一六年，澳洲神經科學研究中心（Neuroscience Research Australia）研究了阿茲海默症以及行為變異型額顳葉失智症（behavioral variant frontotemporal dementia，又稱匹克氏症）。有賴於喜劇演員兼編劇大衛・巴迪爾（David Baddiel）的作品（他的父親患有匹克氏症），現在越來越多人知道這種失智症的存在。那份研究的結論是，阿茲海默症或行為變異型額顳葉失智症的患者，理解和體諒他人情緒的能力不如常人（這種能力也稱為認知同理心〔cognitive empathy〕），雖然這也可能是整體認知能力下降造成的後果。但是在行為變異型額顳葉失智症的團體裡，受試者和他人共享情緒和情緒經驗的能力（也就是情感同理心〔affective empathy〕）有很大的個體差異。神經造影顯示，這些受試者喪失同理心是因為大腦中掌管社交能力的關鍵部位出現匹克體（Pick body）。

遺憾的是，當初這份研究出爐時，很多新聞標題都寫成「失智症導致患者喪失同理能力」，造成許多人誤解。大家忘了世界上有一百多種失智症，不會有人認為所有癌症患者的狀況都一樣，對於複雜的腦部疾病大家也應該以相同標準看待。以我自己和我的朋友來說，雖然我們罹患的失智症類型不是匹克氏症，和那份論文的研究對象不同，但我們每個人都認為自己仍保有高度的同理心。事實上，很多病友發現自己在失智後很少（甚至不再）因為自身事物感到悲傷，也許這是因為我們已經接受自己無法掌控未來。

我們這些失智症患者通常認為再也無法掌控未來的感覺是負面的，這絕對是許多人得知自己失智時感到恐懼的原因之一。就像我先前提到的，失智症的負面形象、語言和觀感加深了我的恐懼，因為在我本人診斷出失智症之前，我在現實生活中並不認識任何失智症患者，所以除了我在社會上接觸到的那些負面形象，我並不知道失智症有其他的樣貌。這種對失智的恐懼很嚴重，甚至有人特別研究失智恐懼（dementia worry）的現象。根據二〇一二年的某篇研究，失智恐懼是「因察覺到失智風險而生的情緒反應」。那份研究引述一項英國阿茲海默症研究信託基金會（Alzheimer's Research Trust）於二〇〇八年發表的調查，該調查發現失智症是受訪者第二害怕罹患的疾病，僅次於癌症：

在所有受訪者中，共有百分之二十六的人表示在所有疾病中他們最害怕罹患失智症。在五十五歲以上的受訪者中，失智症是他們最害怕的疾病，有百分之三十九的人表示他們最害怕罹患失智症，而最害怕癌症的比例則為百分之三十。

失智症在社會上的形象顯然會強化大家對於失智的恐懼，就像二十年前癌症讓大眾聞聲色變那樣。雖然現在大家還是很怕得癌症，但我們知道即使罹癌還是可以繼續生活，治療成功率也越來越高。現在有那麼多癌症療法可供選擇，是因為有人投入大量資金進行研究，可惜失智症沒有同樣的待遇，因此形象無法改善。在我們這些失智病友看來，阿茲海默症的相關慈善機構似乎比較著重於提供照護而不是找到解方。另一方面，雖然各大藥廠一直想找到解藥，不過我猜未來的突破性發現應該會是鎖定剛失智時的藥物，甚至可能是針對症狀還沒出現的二十年前、在失智症尚未萌芽之前及早逆轉衰退過程。

那份報告繼續說到，大家對於罹患失智症的觀感普遍「過於悲觀」：

> 無阿茲海默症家族病史的一百八十六位猶太裔與阿拉伯裔成人中，在滿分為五的測驗裡，受試者預期自己若罹患阿茲海默症會出現的假設性情緒壓力平均為四點〇……在樣本數極大的受訪者中，有顯著比例的第三代澳洲人（百分之二十七）、義大利裔澳洲人（百分之五十四）、希臘裔澳洲人（百分之六十）

和華裔澳洲人（百分之四十六）表示在罹患失智症之後再也不能享受人生。

這些觀感解釋了為什麼得知自己失智會讓人那麼害怕未知的未來。光是世界上有「失智恐懼」這種現象就顯示出我們談論失智生活的方式錯了。那份報告繼續提到：

對於每一種危及性命的疾病，適當程度的擔憂／恐懼最能鼓勵民眾進行健康篩檢等醫療行為；相反地，過少恐懼會導致民眾拒絕承認或不理會疾病，過多恐懼則可能使人逃避，害怕看到恐懼成真。與此假設相符，多項研究顯示適當程度的癌症恐懼最能推動民眾接受癌症篩檢。

研究人員猜測這個結論也適用在失智恐懼，可惜人類對失智症的理解過於貧乏，沒人知道如何預防失智症，只知道應該維持良好的飲食習慣和規律運動

——雖然我在罹患失智症之前就是過著那種生活。

那份研究談討了一般民眾對於失智症患者的生活品質有「負向認知偏誤」（negative bias）。這就是為什麼那麼多失智症患者試圖透過部落格和社群平台分享生活：如果可以破除一些迷思，也許可以讓其他人在確診時不會有那麼負面的感受。

我問了幾位朋友他們在診斷出失智症後，恐懼感受的變化：

「我小時候什麼都怕，我什麼都不敢做，因為任何事情都有風險；可是現在那種恐懼消失了，我想不到任何害怕的事物。」

「我不會對未來感到害怕。我以前會，剛罹患失智症時我會感到害怕，害怕人生被別人接管，但我到現在都沒有接受別人的控制。我不害怕未來，只怕最後住進照護中心，那是我唯一害怕的事情。我已經擬好了照護計畫，但我不知道別人會不會照實執行。我不想去照護中心，我不想完全失去掌控權。」

「我覺得我的恐懼程度沒有什麼改變。我現在沒有什麼害怕的事，可能就只有害怕失去自信，還有如果我在離家十英里之外的地方出事該怎麼辦。」

我還記得害怕是什麼感覺：心臟狂跳，整個人僵在原地，驚慌失措到腿軟，思考到底應該奮戰還是逃跑。在確診失智症以前，是什麼東西會讓我那麼害怕？現在回想起來總覺得很荒謬，但通常是看到狗的時候，我會寒毛直豎、腎上腺素爆發。以前如果我看到狗，我會特別走到馬路對面，閃得遠遠的；現在我很喜歡狗，反而會特地走過去和狗狗打招呼。雖然那些恐懼現在看起來很不理性，不過那是童年陰影帶來的真實恐懼：我小時候騎腳踏車曾經被黑狗追，差點被吃掉——至少我當時感覺是那樣。

我不記得是什麼時候發生的，但我記得那種恐懼逐漸消失。能夠放下情緒感覺像是解脫，從此可以讓動物進入人生。為什麼失智症會讓恐懼消失？我總說那是因為我已經面對了確診的恐懼，從前面提到的失智恐懼數據就知道，對許多失智症患者來說已經不可能更糟了。話雖如此，我總覺得可能還有其他因素。

我以前也怕黑，這個恐懼也來自童年留下的陰影。每到冬天，如果我傍晚才到家，我一進門就會趕快跑去開燈。現在我進門後不會記得開燈，直接在黑暗中走來走去，有時候就算絆倒也不會想到要開燈；現在的我很享受看著漆黑的窗外，看著夜空中的月亮、星星閃爍；現在我家的窗簾永遠開著，以前我家總是窗簾緊閉，家裡亮得跟聖誕樹一樣；以前的我連晚上出門都不敢，總覺得會遭受攻擊，一直胡思亂想各種恐怖的劇情，現在的我有時候入夜後也不會出門，不過是出於不同的原因：失智症會創造出各種混淆視覺的人影，我也常常因為看不清人行道和柏油路的界線而跌倒。有時候我還是會半夜出門，只為了欣賞永恆可靠的月亮。

恐懼和焦慮可能在某種方面重疊，也許我們最害怕的事物也會讓我們感到焦慮。沒了恐懼，感覺焦慮也變少了。現在我和朋友最擔心主導權被剝奪，害怕被迫從自家搬進照護中心，我們害怕墜入深淵。擔心失去自我是人類的天性，前面提到的失智恐懼研究也討論了這個議題：

……不同於其他致命疾病，失智症不僅威脅到物理上的自我，也會威脅到「象徵性自我」（symbolic self），也就是讓人類有別於其他動物的人類認同。恐懼管理理論（terror management theory）主張人類追求與其他動物做出區別，追求更高等、更有意義的存在……在西方文化中，認知能力（cognitive capacity）、自主性（autonomy）和內控（internal control）都是象徵性自我的核心要素。關於失智症經驗的量化研究顯示，健康的受試者以及罹患失智症的受試者都比較重視失去獨立性、自我認同和自主權的議題，而非失智症實際對人體的影響。

因此，失智症似乎威脅到身為人類的認同。

讓我最焦慮的通常是時間。如果我必須在某個時間抵達某個地方，或是打算參與線上會議卻一直沒有收到會議連結，看著時間一分一秒逼近總讓我感到焦慮。以前別人遲了只會讓我有一點不耐煩，畢竟那是他們的問題，不是我的，我總是準時出席；可是現在我的時間焦慮有時很嚴重。我很討厭去看醫生，因為我的家庭醫師都不會準時看診。在候診室的我努力保持冷靜，告訴自己那是因為她很關心病患、問診仔細，可是我的焦慮就是不可理喻。只要看到時針走過我預定的看診時間，我的腦海就會浮現各種不理性的念頭：她是不是忘了我？她是不是不知道我在這裡等？我有記得掛號嗎？計程車晚到時也一樣，我會馬上開始擔心是不是我忘了叫車或是被他們遺忘了。我想這比較像是缺乏自信的問題，因為我不記得自己已經一再確認過了，也可能忘了我在等某樣東西，跑去做別的事。

當某件事確定會延遲時，我可以好好因應，例如當車站警衛告訴我火車會誤點八分鐘時。可是當對方沒有答案，或是時刻表上出現討厭的「延遲」字眼卻不寫幾點抵達（甚至是會不會抵達），我就會開始感到焦慮。我們村莊的公車也曾讓我感到焦慮，我會懷疑是不是我搞錯了所以錯過了公車；不過後來客運公司推出了公車動態追蹤應用程式，我現在等公車時冷靜多了。

關於失智症和焦慮的研究一樣很貧乏，所以我又詢問了朋友的經驗：

「我現在不會因為任何事物感到焦慮。我比較常覺得煩躁，對自己也不像以前那麼有耐心。我對其他人很有耐心，但對自己沒有。如果我做某件事不順利，我會對自己焦慮，不像以前能夠保持冷靜。」

「我現在比以前穩定，不知道是因為得了失智症，還是因為不再工作之後沒了和工作相關的焦慮。我一直都很沒有自信，以前超擔心其他人的想法。我一個人開車或是走在人行道上總會東張西望，想著，『有沒有人在看我？他們說了什麼嗎？是不是在說我？』我之前過著提心吊膽的日子，但我知道那股焦慮和沒自信都來自童年的陰影。可是現在我變穩定了，對現在的生活很滿意，覺得很放鬆，也許是因為我把所有其他渴望、恐懼和『我可以改變世界』的念頭都丟到垃圾桶了。那都過去了，不可能發生了。這很難接受，但我認為這就是罹患失智症之後情緒會變得穩定點的關鍵之一，我們不再有和未來相關的壓力。我不在意我應該在意的事物，因為如果我在理性上和感性上都沒有意願做某件事，那我就不會做，我不會強迫自己假裝在意。」

「我以前常常為別人操心，總想幫大家解決問題，但是現在我不太會擔心。我會焦慮，可是我會想：『我現在也束手無策。』所以我通常不會試圖幫別人解決問題。我在失智前曾經出過嚴重的車禍，那次經驗讓我學到很多事情不是我能控制的。我還是會擔心家人，但是我不會擔心人生或自己。我不會擔心我的未來，雖然以前會。」

我的朋友分享的內容讓我深有同感。失智症讓我們了解到有些事情就是超出我們的控制，焦慮也無濟於事。

關於憤怒

我現在感受情緒的方式和以往有些不同，個人認為這些變化源自失智症本身的影響以及它讓身體出現的改變。自從診斷出失智症後，我一直將我的大腦內部想像成道路系統：裡面有高架橋和快速道路、圓環、十字路口，當然也有死路。在這個極為複雜的系統中，失智症在好幾處進行道路施工，逼迫我在思考時走別的路，有時能快速抵達，但通常都比以前慢很多，有些時候甚至無法抵達目的地。這個交通網絡由幾十億個細胞組成，其中可能只有幾千個細胞受到失智症影響（這就是為什麼我還是能自行完成許多事情），可是思考受到這些道路施工阻礙真的讓我很挫折。隨著失智症逐漸惡化，我注意到思考更常需要繞路、更常走到死路，其中一個受到影響的部位是我的情緒。我知道這些目的地仍然存在腦中，因為我還是可以順利抵達悲傷和開心，不會受到任何阻撓，不過我現在好像無法觸及其他情緒了，不管怎麼繞路都沒轍。

幾個月前，我遇到一個狀況，我知道自己應該生氣。我們這些有失智症的人一直抱怨我們在診斷出失智症時沒有獲得任何支持服務，沒人向我們示範失智後還是能好好過活。對醫師的不滿促使我和「心智與聲音」的成員決定自己動手寫教案，由我們這些失智病友帶領新病友理解失智症的真實樣貌。我們想要給予他們希望，而不是在確診後被一句「無能為力」打發。我們將課程取名為「失智好生活」（A Good Life With Dementia），為期六週，課程包含情感支持和實際支持，而且學員可以在課程結束後加入我們的定期團體，不會上完課就被拋棄。

我們成功獲得臨床委員組織（Clinical Commissioning Group）贊助，[1]也得到當地郡議會批准，可是我們很快地發現醫師並不支持這個計畫。專門負責判斷誰有失智症的那群人不願意介紹患者給我們，雖然我們已經做好幫助新病友的準備。我知道我應該覺得憤怒。一開始我的念頭走上熟悉的路徑，前往大腦中標示為「憤怒」的部門，可是我就是無法抵達目的地，彷彿那個情緒被鐵箱子匡住，完全無法觸碰。於是我的念頭立刻改走另一條更熟悉、比較有機會抵達終點的路徑，來到了悲傷。我知道心中少了某種完整性、某種讓我之所以為人的完整情緒。我想要生氣，我覺得自己應該生氣，但我就是氣不起來。

那些道路施工有時反而對我有利。看到其他人發脾氣，我發現生氣其實無濟於事，只會讓自己更難受。不過我知道憤怒可以轉化為改變的力量，所以我還是會因為自己無法生氣而受挫，但是，事實上對我來說「生氣」已經不存在了。

我好奇其他有失智症的朋友是否和我有相同的體驗：

1 譯注：依據二〇一二年《健康與社會照顧法》（*Health and Social Care Act*）所成立，負責當地醫療服務的健保署下轄組織。於二〇二二年七月解散，業務併入整合式照護系統（Integrated Care System）。

「我現在不會生氣了，比較常感到挫折。憤怒這種情緒好像完全消失了。我現在很平靜。我的丈夫會因為某些事情生氣，而我會說：『沒必要發脾氣，算了吧。』現在就是這樣，我不懂發脾氣有什麼用，雖然我以前也會。」

「我會突然暴怒，但都是為了一些雞毛蒜皮的事。我的脾氣一直都不好，可是現在更容易因為小事發作。舉例來說，我有一件刷毛半開襟上衣，上面的拉鍊壞了，我試圖拉拉鍊，但它卡住了，我試了又試，到了第三次氣到差點把拉鍊整個扯下來。我現在控制脾氣的能力退步了。」

也許和所有事情一樣，情緒的存在與否取決於我們罹患失智症之前的個性，雖然我很清楚我以前會生氣碎念，感受到自己因憤怒而腎上腺素爆發。可是那種感覺需要懷念嗎？還是失智症幫了我一個大忙？大部分的情況下，我很慶幸自己再也感覺不到憤怒，這樣人生簡單多了。失智症患者需要簡單明確的生活：我們喜歡人生中黑白分明的部分，灰色地帶只會讓我們感到困惑。知道自己會感到開心、難過或滿足，我就滿意了——至少大部分時間是如此。

關於內疚

似乎所有罹患失智症的人都會感到內疚。真奇怪，通常人在故意做壞事時才會感到內疚。據我所知，在所有失智症當中，只有韋尼克-高沙可夫症候群（Wernicke-Korsakoff syndrome）這種酒精引起的失智症或許可以說是患者自己造成的，即便如此，那也是某個行為帶來的後果，並不是患者主動追求的結果。那麼為什麼失智症患者那麼容易感到內疚？

我初次感到內疚是在得知自己罹患失智症的那一刻：我突然對女兒感到內疚，覺得自己剝奪了我們共同的未來——雖然我理智上知道我只是比較倒楣罷了。確診前，我們三個人快樂地各自過著獨立的生活，各自追尋人生。我是媽媽，負責在女兒受挫時聽她們訴苦，提供永遠的避風港，不過除此之外，我很高興兩個女兒有自己的人生，因為我也有自己的人生。想到未來讓我感到內疚，我不斷想著以後我無法協助她們，反倒是她們必須照顧我。

和許多人不同，我並沒有對立即的將來感到內疚。我沒有伴侶，沒有人需要和失智的我同住，或是為了協助我適應突如其來的疾病而調整生活起居。幸好我沒有和別人共享的夢想可以打破。我後來聽到好多朋友突然提到他們成了另一半的「負擔」，忘了我們在確診前後都是同一個人。伴侶關係還在，只不過出現了不同的挑戰。話說回來，婚姻不是本來就會遇到各種難關嗎？失智症只是讓人感覺挑戰比想像中來得更快。我看到有一些人跟當初的我一樣，想著再也不存在的未來，因為他們忘了提醒自己失智症不等於死刑，而是不斷想著再也無法實現的「人生之旅」或是期待已久的退休計畫。我知道想起自己如何剝奪了別人夢想的畫面和念頭讓人感到內疚——因為感覺就是這樣。最讓人介意的不是自己失去了什麼，而是這種病將如何影響自己愛的人。

我曾經親眼見證過這種狀況：丈夫希望自己仍然能夠在早上為還沒起床的太太泡杯茶，可是他走進廚房後發現自己忘了該怎麼做，最後還是需要太太幫忙。除了對於人生規劃的失落，失智症患者還有這些日常的失落必須面對。我很慶幸自己不需要經歷那些。我的單身朋友也同意，「如果我忘了某件事，忘了就忘了，不會影響到別人」。

我知道有些人會刻意讓失智伴侶因為他們做不到的事情感到愧疚，不過也有很多人絕不會將他們深愛的伴侶形容為「負擔」。我最近認識了一對夫妻，剛好聊到這個議題。罹患失智症的男人提到他對於病情無能為力，然後又說：「得失智症不是我的錯，這是最殘忍的一點。」他提到他不想讓心愛的太太「同時扛起男主人和女主人的責任」。不過女方堅稱：「我們結婚時曾發誓無論健康或疾病都要互相扶持，一天一天慢慢來就好。」

我認識的另一對夫妻向我解釋內疚如何影響他們的關係。鮑伯患有失智症，他說知道太太蘇會幫他善後讓他感到滿足，但是他也因此感到內疚，覺得自己的病讓她壓力變大。「不應該這樣的。」他對我說。另一方面，蘇說必須幫忙做事這一點，「讓我在鮑伯越來越沒有自信的時候對於操作和維修東西更有自信」。雖然男方覺得內疚，女方卻用正面的態度看待同一件事。另一位朋友說她以前是家庭主婦，可是現在家事必須由她的丈夫負責，讓她覺得很內疚。

我記得自己在剛確診時最為內疚。我有個朋友最近剛確診，她說自己身為妻子、母親和祖母的身分，讓她產生愧疚感：「我現在心中無比內疚。不管我做什麼或說什麼都會覺得內疚，因為我有失智症。我覺得我增加了丈夫的負擔，我們沒有料到會發生這種事，我有時就是忍不住一直想著這一點。我想我會那麼內疚應該是因為這是我的第二段婚姻，我們只結婚了十四年，還算短暫。我對他很內疚，他當初可以選擇和別人結婚，可是他選擇了我，現在我卻得了失智症，害他必須照顧我。可是他總說他一點都不後悔。我覺得很內疚，我不能像從前那樣幫忙照顧孫子，這讓我很痛苦、感到悲傷。我現在的愧疚感真的很嚴重。」

還有一種內疚我也逐漸習慣了，那就是感到快樂帶來的內疚。聽起來可能很奇怪，可是有時候，在失智症的世界裡，因為少了其他人必須面對的壓力、逃離了其他人還在過的單調生活，反而讓我能夠滿足於當下，能夠看到這個疾病最好的那一面，這一點讓我覺得內疚。我已經和失智症共處了好幾年，就像我說過無數次的，我看似適應得比較好的原因之一就是我的樂觀心態，可是我明白有些人過得沒這麼順利。我學會在最小的事物中找到快樂。有時候當我回家打開推特，看到外面的世界發生的悲劇（也許是人類造成的災難或殘忍行為，或只是看到病友發文說他們那一天狀況很差），我會很愧疚自己竟然找到了快樂，恨不得能夠把快樂分享給大家。我明白狀況不好的人肯定覺得我這種正面心態很討厭。對我來說，這是一種奇怪的愧疚感。

可是我現在體驗到的快樂真的跟失智之前一模一樣嗎？以前坐在辦公室的

我想到週末甚至是退休會感到快樂，但那種快樂確實變了，現在我的快樂來自比較小的事物。我本來就不重視物質，對名車豪宅一直都沒興趣，不過可能有過出國玩的夢想，或是夢想在晚上去海邊跑步，夢想環遊世界、造訪遙遠的國家。當然，現在那些夢想都消逝了。那麼現在什麼事物會讓我感到快樂？像是大腦感到平靜的日子、看見小鳥對著同伴唱歌、出外散步時捕捉到在樹幹後面探頭的松鼠。現在我學會了欣賞微小的事物，而不是那些總讓我無法滿足的重要事物。

想到要去凱西克我就會感到興奮，不過那種情緒總是很快地轉變為滿足感。快樂或興奮如同夏日在花園飛舞的蝴蝶稍縱即逝，而滿足就像可以放在掌心好好檢視的寶貝，每看一眼都令人更愉快。就算是去我最愛的凱西克還是有各種事情可以擔心，像是計程車會不會來或是火車會不會誤點。不過當我終於抵達湖畔，在我最愛的長凳上欣賞著遠方的山巒起伏，沒有任何事物能夠毀了那種滿足感。

我很好奇我的朋友和快樂的關係是否在得了失智症後有所變化：

「我不會感到快樂，那種快樂的情緒已經消失了，但是我更常感到喜悅，更常感到滿足。我現在更享受各種事物，像是我的小菜園。我現在對生活比較滿足，我有更多時間可以出門走走，我比以前更常停下腳步，四處聆聽和觀察，那會讓我感到喜悅。」

「現在簡單的事物就會讓我感到快樂，相較之下，我在失智前很重視物質，我以前一定要有跑車，現在的我根本不會想到那種東西。現在讓我快樂的都是那幾樣東西，例如在海邊散步——不能去散步的話我會崩潰。手作也會讓我感到愉悅，進入渾然忘我的境界。我為自己做了一直都想做的事，而且很享受過程。現在我享受的每件事都和大自然有關，像是在戶外進行各種活動。」

如你所見，快樂對我和許多朋友來說源自於當下的覺察以及感激，畢竟過去往往一片模糊，未來則是完全未知。不過話說回來，這和其他人有什麼不同？不是每個人都應該活在當下嗎？大家只不過生疏了。想想三歲小孩蹲在沙灘上檢視貝殼時有多享受，沒有任何事物能夠讓她分心。隨著我們長大成人，我們逐漸忘了應該著重於眼前的事物，讓對其他事物的慾望毀了寶貴的現在。我們總是計較著自己缺乏什麼，而不是想著我們擁有的部分。失智症讓我學到最寶貴的一課，就是每個人都需要重新練習將重心放在現在。

夏綠蒂．貝瑞於二〇一七年發表的早發性失智症研究，探討了這個對於當下感到滿足的概念：「受試者興奮提及的體驗與失智症不存在的時刻有關，因為他們在那個時刻完全沉浸在當下。這種受試者所重視的體驗也許可以理解成心流（flow）的一種。」

據說「心流」會在人類做事做到渾然忘我的時候發生，也就是我的朋友在做手工藝時或是我在拍照時。那一刻，她因為專注於眼前的工作而感覺不到失智症的存在。研究指出：「對受試者來說，能夠持續專注於當下並降低自我意識，意味著他們能夠在沒有關於未來的焦慮與恐懼的狀況下度過時間。此外，能夠『做事』並體驗到自主的感覺讓受試者很有成就感。」

我的兩個女兒出生時，我對她們的唯一期許就是希望她們能健康快樂。感覺這就是人生最重要的兩件事，其他事情都可以之後再說。最近一次生日，她們為我準備了一個杯子蛋糕，上面插了一根蠟燭。

「許願吧。」她們說，我把蠟燭吹熄，這次默默將健康快樂的願望留給自己。

女兒回家後，我環顧客廳，然後看向窗外的小圍場。太陽開始下山，樹木被黃昏的陽光照成橘黃色。我感到快樂，就像平常看著這副景象時那樣。回想起剛剛許下的生日願望，我覺得兩個願望有一個成真已經不錯了。不過話說回來，我從來不認為自己不健康。雖然我的大腦因為生病變得有些不穩定，沒那麼可靠，可是我並不覺得不舒服，也沒有感到疼痛。

也許那些願望是否實現完全取決於每個人對於那些字詞的定義。確實，我每天都面臨各種挑戰，可是也許我的鄰居也正在面對同樣艱難的挑戰，因為我們永遠不知道其他人正在經歷什麼。我不禁自問，真的需要許下那些願望嗎？還是它們早就已經實現了？

06

心態

看待疾病的心態將改變一切

我白天最常待在臥室，此刻也不例外。我看著窗外景色，一切一如往常：高聳的樹梢在雪白的冬日天空中微微搖曳，屋內的中央暖氣系統輕聲低鳴。我的身子感到溫暖舒適，腦袋卻一片空白。我低頭看著手指在鍵盤上移動，然後又抬頭看著螢幕上出現的文字，我讀了那些文字，可是感受不到任何反應。在身體深處的某個地方，我知道讓文字出現在螢幕上的就是我自己，不可能是別人，可是我完全感覺不到和那些文字的連結，感覺像是我站在某人身後看著他打字，也許某方面來說的確是那樣。

以前這種狀況每幾個星期就會發生幾次，向大腦襲來的恐怖浪潮會擾亂所有思緒，淹沒所有念頭。可是後來這種狀況變得太頻繁（一週會發生兩、三次），我已經習慣了人生被中斷。我現在可以提早觀察到預兆，雖然我還是招架不住襲來的浪潮。困在水面底下的我看著外面的世界，雖然我那麼靠近，一切看起來沒有任何不同，但它就是遙不可及。

我看著手指持續在鍵盤上移動，那是我唯一尚未被失智症荼毒、不被失智症支配的部分。我的手指有什麼秘訣？為什麼它們仍然能和大腦溝通？可惜我不知道答案，不過我知道不應該質問為什麼失智症放過了它們——至少現在不要。我讓手指在其他部分一片空虛的時候，繼續表達我的感受。

突然間，同樣的那幾根手指變得越來越慢，最後完全停止。螢幕上不再出現新的文字，只剩下我自己。

我環顧房間，告訴自己也許我的手和我一樣，只是需要一些時間。我再次看著窗外的樹梢，因為自己還記得「樹」這個字而受到鼓舞。但還是少了某樣東西，我不確定是什麼。我的大腦努力找尋缺少的拼圖，可是沒有任何想法出現，一開始沒有，只有一片空白，直到我終於意識到那是什麼（至少某部分的我意識到了，因為手指突然又開始動作），我看到螢幕上出現那個失蹤的字：「笑容」。那一刻我意識到我的臉上毫無表情，嘴唇緊閉成一條直線，外界沒有任何線索可以得知我在這一刻仍然存在身體裡面，我只剩下空洞的軀殼。如果有人坐在我對面，我知道對方肯定會那麼想。

我缺乏的是真正的情緒。

我瞥了一眼房間，任何細微動作都會讓大腦短路、嗡嗡作響。我的視線落在窗台上的照片。在失智症的濃霧之中，突然冒出熟悉的火花——我認識她們，那是我的女兒莎拉，另一張是另一個女兒潔瑪和史都華的大喜之日。平常我只要看到她們心中就會湧出情感，在我的臉上化為最燦爛的笑容（我感受得到）；可是現在什麼都沒有，我感覺得到臉部的皮膚和肌肉無動於衷，彷彿照片中可能是任何人。這就是我的未來嗎？我的大腦是不是想讓我做好準備迎接那個認不出最愛的兩個人的未來？若是如此，希望到時潔瑪和莎拉會握著我的手呼喚我，用碰觸和聲音把我從空虛中拉回到現實，用愛的力量招喚出我的情緒——那些賦予我人性的東西。

可是我暫時選擇向空虛投降。我放下 iPad，接受腦霾（haze）還有包圍著我的空白。我在內心深處依稀有印象，上次發生這種狀況（也許不過是幾天前）我這樣做之後腦霾就散了，我才剛對失智症投降，它就撤退了。今天先放棄吧。

我蓋上被子，在闔眼前又瞥了一眼窗台上的照片。我醒來後照片還會在，希望我也還在……

狀況不好的日子

我現在不將那些大腦短路、世界變得模糊混亂的時候稱呼為腦霧了。那種情況現在很常發生，我總覺得將它稱為腦靄感覺比較好，因為感覺「靄」的存在時間比「霧」短暫，而且終究會散去。這個說法暗示著我一直都還在，只是需要等待煙退散，而它確實會退去。

腦靄還有一個特性：和失智症一樣，它有開頭、中間和結尾，等它結束就能重見天日、再次看到湛藍天空。雖然偶爾還是會有烏雲飄過，不過沒關係，我還在這裡。

腦靄變得更頻繁很正常，也許這是衰退的徵兆？失智症終究是漸進式疾病，這是無法逃避的事實。我曾經覺得這件事很嚇人，在腦袋清楚的時候想到這件事更害怕了。可是我現在明白，一直擔心那種事只會讓它更快成真。更好的做法是保持客觀——那種事還沒發生，而且可能要很久很久以後才會發生。誰知道明天會發生什麼事？

事實上，腦霾的頻繁帶來了意外的好處：這些完全迷失方向的情況不再那麼嚇人，因為它們很常出現，然後又離開——最重要的不是它們的到來，而是離開。我的大腦牢牢記住了這一點，記得它們不會永遠持續下去。腦霾的頻繁讓我能保持冷靜，告訴自己那只不過是大腦線路出了問題，是某處短路讓整個系統當機，而腦霾也許就是大腦的因應方式。那是我的身體做出的行為（或者說反應），但那不是我，而且我總是會恢復成自己的樣子。沒錯，這確實和失智前的我不同，可是有多少人一輩子都不會變？唯一差別是失智症使這些疤痕更有形、更長久，基本上無法修補——但並非無法克服。

這完全取決於你看待事情的心態。

對抗失智症這種疾病，心態對了就已經贏了一半。我們面對這些腦霧、這些短路的方式（你想怎麼稱呼都可以），能夠弱化或強化它們的影響。我問了幾位朋友他們怎麼形容那些狀況不太好的日子：

「我將那些日子叫做頭暈日（faint day），這個說法最能準確反映出我的感受。頭暈比霧貼切，因為感覺霧聽起來太誇張了，那只是一種總是慢半拍的感覺。就像你在轉頭後過了幾秒才搞清楚自己在哪裡，就是有點恍惚。對我來說，霧代表什麼都看不見，頭暈才最能形容那種狀態。我覺得我遇到的很多問題都來自血管性失智症讓大腦的某些部分缺氧，所以客觀來說頭暈也是最精準的形容方式。這個說法會讓發作期間感覺沒那麼恐怖。」

「有些日子我沒辦法清楚思考，準備早餐時會在水果麥片裡面加沙拉醬，或是把藍莓丟進咖啡。這時我會說我的大腦脫稿演出了（go off-piste）。我對自己的舉動只會一笑置之，我知道那是失智症害的；我只會大笑，不會感到難過。

如果我和朋友在一起時做了某件蠢事，我會說：『喔，我的大腦今天又脫稿演出了。』他們會開玩笑回應：『別想打失智牌，那招對我們沒用。』我覺得幽默對我有幫助。」

「我將那些日子形容為模糊的日子（fuzzy day）。我不說我有阿茲海默症，而是說我有一個小跟班（sidekick），我從一開始就這麼做了。將它形容為小跟班是因為感覺就像有個傢伙跑進我的腦袋搗亂，干擾我的日常作息還有我因應事物的方式，惹出各種麻煩。所以我總是說，今天我的跟班又來搗亂了。我將現在的生活形容為新的章節——失智的章節。我在狀況特別差的日子會不知道該做什麼，也不知道自己之前去了哪裡或是做了什麼，不過我會把責任都推卸給我的跟班。我覺得這樣做能讓自己和疾病有所區別，它和我是分開的。因為那些狀況很差的日子就像有東西闖入並控制了我的腦袋，讓我稍微失去控制，可是我有點控制狂傾向，所以我必須將它視為獨立於我之外的東西：我的跟班。」

人類最難接受自己沒有支配權。每個人在日常中都喜歡相信自己有權支配自己的行為，就算只是錯覺也好。對於失智症患者來說，這是我們必須接受的第一件事：我們的大腦已經被入侵者占領，我們已經失去了支配的權力。不過事實不一定如此，我已經說過很多次，失智症有開頭、中間和結尾，只要你（還有周遭親友）能夠拿出正面的心態，就算得了失智症還是能好好過生活。

一開始遇到「腦霧」狀況時，我覺得它很嚇人又令人不安，不過後來可以說失智症踢出了一記烏龍球，因為這種狀況越來越常發生，反而讓我在習慣後奪回了一些控制權，能夠在注意到預兆後放下日記或回床上休息。

在確診六年後，這是我現在的心態。我知道不是每個人聽到這種毀滅性的消息都能這麼正面，而且無庸置疑地，失智症確實令人絕望。當然，五十八歲的我在診間聽到神經科醫師對我說我得了失智症時，我並不覺得正向或有掌控權。醫師對我說他已經束手無策，走出醫院的我覺得人生突然結束了。誰能想到六年後，我竟然在寫第二本關於這個主題的書；竟然在過去這幾年到英國各地參加會議和書展；竟然向護理系學生和醫界人士演說；竟然每天和跟我一樣無預警失智的病友聊天，讓他們有了希望，知道人生絕對還沒結束，這一切也許只是新的開端。不過對大部分失智症患者來說，最恐怖的是失去控制的可能。

我的朋友有和我類似的經歷，他們一開始也認為罹患失智症等於人生結束了，可是後來卻發現失智症讓他們找到了不同的生活方式——但仍然活著：

「我已經確診八年了，剛確診時，整個氛圍都很負面，讓我很害怕。他們讓我以為我的人生和未來已定，所以我只好接受。他們要我乖乖聽話，讓我覺得失去了自我。可是八年後的現在，在獲得更多知識並認識更多病友後，我的心態變得正面，因為我現在沒有那麼無知了。我不再任人擺布，我會參考別人的建議，然後自己做決定。看到其他病友過著正面積極的生活，再加上自己的經驗，我還是可以過著正面積極的生活。我不會思考未來，過一天算一天。」

「我在兩年前確診，我覺得整個過程很負面。我本來就是很悲觀的人，總是想著什麼地方可能會出錯。我在內心深處早就知道自己得了什麼病，但就是不願面對。我爸一直說：『我們家沒人失智，你沒事的。』可是我的祖母有失智症，祖父有帕金森氏症。我用谷歌搜尋資訊，閱讀相關書籍，有些文章真的很負面。我讀了很多本從照顧者角度撰寫的書籍，全部都好負面，全是關於他們如何面對遇到的困難，我在閱讀時總是想著：『我也會變那樣。』我確診時難過極了。可是後來我讀了妳寫的《即使忘了全世界，還是愛著你》，那本書徹底改變了我的心態。我心想：『如果她做得到，我也做得到，因為沒人能夠阻止我做自己想做的。』」

面對的困難

為了了解患者在確診後心態是否會出現變化，三間英國大學的研究人員決定在受試者確診一年後進行訪談，看看他們的心態是否有所改變。這份二〇〇五年的研究指出，失智症患者採取的因應策略，可能會影響外界對患者面對失智症的態度的認知。研究認為，有些人的因應方式是向外界否認自己失智，可是這種否認本身常常被他人誤認成失智症狀之一。根據因應的風格，研究將心態分為兩種模式：自我維護（self-maintaining）和自我適應（self-adjusting）。自我維護類型的人可能不承認他們有失智症——他們可能會掩飾或不理會自己的健忘狀況，不像自我適應類型的人會想辦法解決問題。

當然，兩種因應風格並無優劣之分，人都會選擇用自認適合的方式去應對，但對於個人因應風格的不理解，可能會使親朋好友以為失智症患者不知道自己得了這種病。研究作者表示：

就社會脈絡而言，在一個情境中看似「無意識」（unaware）的失智症患者，在別的情境中可能展現出清楚的意識。雖然這可能反映出失智症患者的意識程度時高時低，但也可能是因為人會根據自己認為他人會有的反應或自身會遭受的影響，來調整表達的內容。有時，親友形容對自身病況「無意識」的失智症患者，在研究訪談中會清楚表示他們的意識程度比外界想像的高。

我知道有一些人拒絕承認自己得了失智症，可是又意識到失智症對自己造成的影響，這是很弔詭的組合。有時我會將這個現象類比為同性戀「出櫃」——他們對於自己的性向完全有意識，可是還是害怕「出櫃」這件事。失智症患者有時也會面臨類似的歧視問題，特別是社會上有些人仍然認為失智症是一種精神疾病，而精神疾病目前仍然背負著污名。怪不得會有人試圖「自我維護」，在覺得做自己不安全的情況下選擇淡化或不理會自己的病情。我也知道有些人因此拒絕參加互助團體，雖然團體的病友能夠協助改變他們面對失智人生的心態。當被問到拒絕參加的原因，他們說：「我只想繼續過著正常的生活，不要想著失智症。」這種心態很正常，不過害怕面對失智症可能會讓他們無法接觸最有可能幫上忙的那群人。只有整個社會改變看待失智症的態度，那些人才有可能願意承認自己的病情。

前述研究的大部分受試者都在確診後的那一年出現心態上的變化。我知道我的心態從一開始的悲痛轉變為接受，接受病情讓我能夠盡量過好生活。我們會不斷改變和適應，也可能改變因應策略，因為人類面對艱難挑戰時本來就會這樣。

報告繼續說道：「以個人心理反應而言，失智症發作可視為對自我的威脅，可能使個人試圖以幫助適應的因應策略來彌補被威脅的自我，而個人採用的因應風格會受到自身個性和經驗影響，並建立遇到困難時偏好的處理方式。雖然某些人的因應方式是直接面對挑戰，許多人的因應方式是試圖淡化遇到的威脅。例如，他們對外可能會刻意將面對到的困難解釋為正常現象或是找藉口，或內心逃避思考那些問題，或者也有可能是更自動或無意識地拒絕面對那些困難。」

辨別每個人的因應策略是協助他們活出最好的失智生活的一大關鍵。如果某人的因應方式是不承認自己失智，那只不過是他想對外界展現的一部分，不一定代表他真的不知道自己得了失智症。看到我和我的朋友（這些失智症「社運人士」），也許他們不想跟我們一樣過著看似繞著失智症打轉的人生。也許那是明智的選擇，因為我們的工作有時會占滿生活，某方面來說這不是好事。其他人在下班後似乎能好好休息，可是我們有些人不行，因為我們已經和世界分享了我們的故事。不過就像那份二〇〇五年的研究所述：「無意識以及刻意避免思考或談論可能令人擔憂的議題是兩種不同的情況，後者可能是幫助適應的因應方式之一。」

因應策略是個有趣的研究領域。一項二〇〇二年的研究發現：

企圖緊抓和彌補自我，在本質上屬於自我保護的行為，反映出個人企圖維持自我和正常狀態。發展出奮戰的精神以及接受事實，則反映出個人企圖直接面對威脅，將威脅視為挑戰，並且在抗拒和接受之間找到平衡，以徹底改變自身。

大家必須謹記，因應策略沒有對錯，每個人面對困難的方式原本就不盡相同，無論有沒有失智症。

專業人士的態度

很多失智病友都同意，影響我們確診後的心態的最大因素，就是專業人士的態度。我過去六年來感觸最深的，不僅是我自己的心態多有力量，還有我的心態如何受到旁人影響。這就是為什麼我現在比較喜歡和積極正面的人相處，尤其是那些和我有類似的「一定辦得到」心態的人。可是只有在專業人士改變做法的情況下，其他病友才能同樣染上這種正面心態。當初醫師對我說我得了失智症時，是不是可以用更正面的方式表達？是不是可以說：「對，這個病會帶來不便，可是這個新標籤不會定義妳這個人，妳還是五分鐘前走進診間的那個人，妳還有很多事情可以做，很多自己可以展現。」要是當初她那樣說，我離開診療室的感受會大不相同。

即使已經過了六年，專業人士對我說話的方式還是沒什麼改變，感覺失智症患者吸收的新知還比醫生或護理師多很多。就是因為這個原因，我現在根本不再接受定期評估：誰想聽到自己病情惡化了但卻沒有任何解決方法？如果醫師能換個說法，也許情況就會不同：「看來你現在覺得這個部分比較困難，來看看可以用什麼方式協助你……」可惜他們沒有這樣做。而且不只有我有這種感覺：

「我現在不去做定期評估了，那只會讓我覺得沮喪。上次我回診檢查有沒有衰退，他們不小心拿到很早期的病歷作為對比，說我這次退步很多，打算幫我換藥。我有點不高興，因為我不知道新的藥物會有什麼副作用。後來醫院寫信和我道歉，說我這次其實沒有衰退，是那個女士看錯數字了。我因為他們說的話悶悶不樂了一個月，最後卻發現完全是他們弄錯了，所以我決定再也不要回診了，我的人生不需要那種消極的東西。」

「感覺醫療人士只會打發我們。他們說：『我們無能為力，你只能乖乖聽我們的，準備迎接生命尾聲。』」

「專業人士能夠讓你對於罹患失智症這件事感到消極或積極。幾個月前，一名社工打來詢問方不方便過來和我聊聊。我住在一房公寓，不是有工作人員協助的那種養生村，就是普通的一樓公寓，不過我有兩個朋友住在對街。我知道他們在對面，我的家人也住在附近，可是那位社工一來就對我說：『我覺得是時候搬進養生村了。』我說：『不，我在這裡能獲得比較好的照護。』可是因為我一個人住，她理所當然地認為我應該搬去別的地方接受照護。」

「我認識一位家庭醫師，經驗很豐富，她不只對我說過一次：『會不會是誤診了？你不可能有失智症。』她的意思是：『你能做菜，能說話——你不可能有失智症。』她會說一些大家會說的話：『嗯，我也常常找不到鑰匙，或是才走進房間又忘了要做什麼。』可是她六十五歲，人到了這個年紀會出現這種情況，那才不是失智症。專業人士的另一個問題是，他們不會為你調整或放寬要求，他們明明知道你有失智症，卻還是要你跟其他人一樣自行填寫表格，一再重複說明你的狀況。如果你為了動手術住院，他們在手術那天的早上會詢問：『有進食或喝水嗎？』真是個蠢問題，根本不應該問我們這種問題，我們的答案又不可靠。」

「診斷出失智症後，我覺得鼓勵少到令人失望。記憶診所的人總是說些什麼，『別忘了先寫好遺囑』，還有『記得交代身後事，因為你不知道還能活多久』。唯一向我展現出積極態度的醫療人士是我的家庭醫師。我不知道該不該吃藥所以回去向他諮詢，吃藥這件事我考慮了好久，是他為我分析利弊，讓我最終能決定不要服藥。他說：『去過你的人生吧，做你想做的事。』他是唯一一個對我說那種話的專業人士。」

雖然主觀，不過專業人士給我們的感覺可以成就我們也能毀掉我們。長久以來，專業人士總是用負面的字眼形容失智症患者，我覺得單純是因為他們不知道該怎麼應對。最近這幾年他們才開始意識到那些言語會對患者造成負面影響。如果你一直對孩子說她爛透了，她總有一天會相信那是事實。大人又何嘗不同？如果大家持續將失智症患者的行為形容為挑戰或侵擾，我們也會因此受到影響。

艾瑪．沃佛森（Emma Wolverson）於二〇一九年發表的研究，調查了三百七十八位醫療與社工人員對語言的看法。受訪者對於應該用什麼字詞形容患有失智症的人並沒有共識，不過受訪者皆同意：「文字的力量十分強大，本研究訪問的專業人士認為，形容行為變化的敘述方式會影響他人回應以及試圖協助失智症患者的方式。」不尊重和冒犯性語言常常會使失智症患者無法獲得妥善照護。

有失智症的人也同意他們不喜歡「挑戰」這種說法，而是偏好「需求未滿足」（unmet needs）：「受訪者偏好不會讓他們覺得自己很蠢或內疚的體貼說法。某些受訪者反應很激烈，他們很擔心錯誤的標籤會讓人無法獲得妥善照顧，讓失智症患者不被當作人對待。」

我能理解這個可能性多麼嚇人，在完全仰賴他人照顧的照護中心更是如此。沒人想被失智症定義，因為我們不想失去自我，如同癌症患者的人生也不會只剩下癌症。可是我們這些失智人士似乎比其他人更容易被貼標籤，被旁人任意臆斷。我們在溝通遇到困難時出現的行為往往不是我們的錯。如果有人倒了咖啡給你，可是你只喝茶，而且你表達不喝咖啡的唯一方式是把杯子丟到地上，你也只能那樣做。這個行為反映出你的需求沒有獲得滿足，不是你難搞或是刻意挑釁對方。

沃佛森最後作結：「本研究中，受訪的失智症患者皆十分擔心醫療與社工人員常用的一些語言會讓失智症患者陷入極大風險，使失智症患者被視為需要治療的人而不是完整的個體。」

這讓我很難過。負責照顧我們的專業人士必須擁有正確的心態，而心態是否正確從他們使用的語言就看得出來。如果他們做不到，那就代表他們沒資格做這份工作。

家人的態度

好消息是，每一天都是新的開始，無論你是確診的人或者（也許更關鍵的）你是失智症患者的支援，無論是親朋好友或醫療人員，我們隨時可以改變使用的語言、語調以及看待漸進式疾病的方式。改變永遠不嫌晚，放下這本書的那一刻起就能行動。

面對重大變故，人的心態可能會隨時間出現變化。想想你自己可能遇過的重大事件：死亡，離婚，裁員。人當然會經歷一段哀悼期、一段適應期，但終究會接受事實，盡量往人生好的那一面看——罹患失智症不是也一樣嗎？

我的心態是，我面對挑戰的方式沒有比別人厲害但也沒有比別人差。能將腦霾的發作頻率增加視為好事，是因為我很幸運，每次發作前都有預感。有些病友會無預警發作，也有可能他們沒有注意或選擇不去注意那些預兆。我很幸運，我會隨時本能地確認大腦的狀態；有些人沒那麼幸運，可是那並不代表他們失敗了。我面對失智症的方式是「行動」，不是每個人都這樣。

每個人面對人生還有失智症的策略不盡相同，可是當我們被周遭的人剝奪自主權時，便會改變我們的生活心態。我詢問朋友他們的家人聽到他們得了失智症後有什麼反應，其中一個朋友說：

我的家人好友的反應都很負面，那讓我心情很低落，他們一點都不正面，有些人還是認為失智症是老人才會得的病。確診初期我一直接收各種負面訊息，我盡量回應他們：「我會沒事的。」可是內心深處我忍不住心想：「我真的會沒事嗎？」

我哥大我一歲，他一直無法接受我有失智症的事實，不知道是不是因為他害怕他也有可能失智。我試過向他解釋失智症，可是他聽不懂也不想懂。我媽十四年前就過世了，可是幾年前，有次我和我哥去俱樂部吃午餐，要回家時我對他說：「我要留在這裡等，媽會來和我會合。」他說：「不對，媽媽已經死了。」然後我說：「不對，她會來這裡跟我會合。」我當然知道我媽過世了，可是我當時一時錯亂。我哥對我大吼大叫，強行把我拖到停車場，我努力抓著路燈，一直說：「媽媽要來了，我得在這裡等她。」他一直吼我又拉我，俱樂部裡面的人都跑出來看發生了什麼事。其中一位女人叫了救護車，跟他們說：「這裡有個失智的女人。」

我在隔天我哥來我家時向他道歉。我的女兒知道後氣炸了，她說：「為什麼要道歉？該道歉的人是他。」她說得沒錯，是他造成了我的痛苦，因為他堅持要我回到現實，可是在那一刻，我的現實就是我必須在那裡等我媽。如果他在我解釋失智症的時候有好好聽進去就不會出現那種舉動，但他就是不聽。我女兒叫我不要再獨自和他出門，因為如果又遇到類似情況，他會用不恰當的方式應對。發生這種情況時，比較適當的做法是對我說：「我們一起坐在這裡等一下，不過媽有打給我說她今天可能趕不過來。」那次事件讓我好生氣、好難過。我後來好一陣子都沒有去那個俱樂部，我覺得太丟臉了，那麼多人跑出來看，他們一定以為我在發酒瘋。

在第一個事件中，我的朋友是為了哥哥的無知而道歉，但她說得沒錯，如果他努力理解罹患失智症是什麼感覺，他就能採取適當的應對方式，讓兩人不會那麼難堪。結果他的反應讓她難過又尷尬。另一位朋友曾對我說：

我們花很多心力去明白其他人並不理解我們的病況、狀態或感受，最後反倒是我們必須體諒別人。很多人缺乏洞察力和同理心，為了配合他們，我們往往必須否定自己的情緒。我們必須否定腦中的現實，也就是我們的感受，因為其他人就是不懂。可是那樣做會讓我們感覺更糟糕，因為我們沒辦法做自己。這是很尷尬的狀況：我們想要體貼他人，接受他們不理解失智症，可是那樣做卻否定了自己的感受。

這就是為什麼教育很重要。我們不能期望大家知道他們不知道的事，即便是我們最親近的人也是如此。他們對於失智症的認知來自在社會上聽到或看到的資訊，也有可能因為太害怕失智症這種疾病而選擇不去看、不去聽。

他人的態度會影響失智症患者對自己的感受，進而影響他們對失智症的適應程度。一項二〇〇四年的研究探討了失智症患者的行為有多複雜：「失智症患者對醫師堅稱一切都很好，可能是因為害怕『被送走』；或者因為失智症患者認為健忘和其他健康問題相比只是小問題；或因為需要維護自尊。同一個人可能會在和家人相處時表達他對自身狀況的恐懼和不安，或是透過行為間接表現出這些情緒。失智症患者伴侶的敘述顯示，他們往往能敏銳地辨識出伴侶真正想表達的意涵，盡量支持對方的因應策略，強化對方的自我認同。醫師也需要細心觀察阿茲海默症患者的心理需求，這些需求會透過患者形容主觀經驗的方式表達出來，而醫師必須準備好以有益患者健康的方式加以回應。」

下面是另一個朋友遇到的狀況：

我的父母已經八十幾歲了，我是獨子，這讓我更難開口告訴他們我得了早發性失智症。他們比我還要震驚，我媽震驚到無法和我說話，讓我覺得很難受，特別是當我也還在消化這個消息時。除此之外，父母沒辦法關心我的感受也讓人很難受。我媽立刻問我：「妳還能活多久？」當時那句話讓我很受傷。後來我想像了一下如果是我的女兒得了失智症，我會有什麼感覺。我知道我會抱抱女兒，可是我的父母沒有那樣做，沒有人擁抱我，感覺我被拒於門外。我爸認為失智症讓我們家族染上污點，他是完美主義者，一直問這個病是從哪裡冒出來的，他受到很大的打擊。過了一陣子我才逐漸接受父母不能接受我失智這件事。現在我媽稍微懂了，她會打給我，傳訊息給我。她沒說她以我為榮，雖然以前也沒說過，因為她覺得那種話很難說出口，不過我知道他們內心深處其實為我感到驕傲，可是問題是他們就是不說。最近我叔叔也得了失智症，我媽說：「他一個人住在那棟房子，他們沒有讓他住進療養院。」我說：「這個嘛，他不會想要搬去療養院。他們可能問過他的意願。」然後她說：「他要怎麼照顧自己？」我說：「這個嘛，他會照顧自己，而且在自己家時可能做得更好，因為那是他熟悉的環境，他知道東西都放在哪裡。」直到現在，我媽還是覺得所有得了失智症的人都應該住進療養院。

我的朋友必須告知年邁父母她得了失智症，這是我在寫這本書之前沒有想過的情境。可惜那對父母對於失智症在家庭中的意義持有偏見，因此沒能提供女兒那時需要的安慰——無論我們多老，我們的父母永遠會是父母。我之前從沒想過這個問題，隨著越來越多人診斷出早發性失智症（約百分之五的失智症案例屬於早發性失智症），這種情況可能會越來越常見。如果我們不談論失智症、不教育大眾，大家怎麼可能會改變心態呢？確實，最後往往還是失智症患者妥協，為了不讓別人不舒服而隱藏自己的感受，可是如果我們不能表達什麼情況讓我們覺得困難，我們只會更進一步剝奪自己的自主權。

自我認同

許多失智症研究提到自我的概念以及保有自我的重要性。一旦自我認同開始隨著自傳式記憶消失，失智症患者的衰退速度似乎會開始加快。記憶造就了一個人，也能讓以前不認識我們的人能夠將我們視為完整的人，了解我們的需求和行動。絕對不能忘了過去，因為那是造就未來的我們的關鍵。

許多失智症患者會在確診時失去自我認同。我們害怕自己不再具有價值，可能有點類似有些人在退休後會失去人生意義。瑪麗．米爾斯發表於一九九七年的研究中，一位嚴重失智的男人能夠詳盡解說身為戰俘的那段日子。研究員提到這件事的關鍵：

這種記憶會「長存於大腦」，因為它們通常和個人身心靈上的存活有極大關連。戰俘時期為了活下來所付出的極大努力可能創造了這些強韌的記憶，這些記憶似乎能扛住失智症的砲火，幾乎能撐到最後……他的故事讓別人可以馬上看到他這個「完整」的人，讓他獲得敘事認同，並且凸顯出失智症患者保有自我敘事的重要。

所有失智症患者都希望別人能看到我們這個人而不只是看到失智症，這讓我們和其他人都能以更正面的心態看待失智症。我之前提過我很喜歡被村民稱呼為「愛拍照的女人」溫蒂而不是失智的溫蒂。那個稱號讓我覺得耳目一新，因為他們先看到了我的技能，之後才是失智症——他們看到了我這個人而不是我得的病。

我們這些失智症患者終究會再也無法述說我們在失智前是什麼樣的人，所以我們總是強調和我們最親近的人最了解我們，專業人士應該傾聽他們的想法。當我們開始遇到溝通困難時，我們的親朋好友會守護我們的歷史，也可以和其他照顧者分享我們的故事，和他們培養感情、製造連結。這些故事被分享出去後可以回到我們這裡，有時也能解釋失智症患者的行為。講到這裡，我想到一件趣聞：據說有位照護中心住民以前是護理師，她總會跑去護理站坐著。照護人員不知道為什麼他們叫她回房間時她總是會暴怒。但當他們得知她以前當過護理師後，他們讓她坐在那裡，整理紙張，假裝寫筆記；有個男人以前是送牛奶的，照護中心認為他的行為造成「侵擾」，因為他每天都會凌晨四點起床，跑到廚房找牛奶瓶，然後放在其他住民房門外面。照護人員試圖阻止時他會很生氣，並出現暴力舉動（如果有人干擾你的工作，難道你不會生氣嗎？）不過得知他以前送過牛奶後，機構就讓他每天早起送牛奶，等他送完貨，「回家」睡覺後，工作人員再趁其他人起床前收走瓶子。

這種自傳式細節的分享是所有照護計畫的關鍵，如同米爾斯的研究指出，「隨著訊息提供者的認知能力因為疾病而下降，他們意識到……他們已經把自身敘事交給他人。有人主張在失智照護的場域中分享這種敘事能夠強化照顧者對失智症患者的尊重、理解和接納。因此，從這個角度而言，失智症患者的個人敘事（personal narrative）……永遠不會消失。它會以寶貴資源的型態持續存在，因為外界可以在後續的互動中，透過口語或非口語方式將它還給失智症患者。因此，無論是在整個失智症病程的哪個階段，甚至是在溝通能力嚴重受損的後期，照顧者對患者的認識和理解，都會影響照護規劃和所有照護策略與對話。」

漢娜・史考特（Hannah Scott）在二〇二〇年的研究中檢視了女性對於罹患失智症抱持什麼樣的心態。研究指出，旁人的態度大大影響了失智女性在確診後如何看待自己，失智女性越能維持社交生活，越能收到正面的回饋，進而提升自尊心和自我概念。

這份研究探討了決心用各種活動豐富生活為女性帶來多少「快樂以及人生意義」，「維持獨立對許多女性來說也很重要，受試者表示她們渴望掌控生活的決策和方向。受試者透過各種因應策略達成這個目標，例如，獨居的女性特別重視使用記事本和行事曆」。

該份研究確認了「維持正面的自我概念是抗拒疾病的核心。這讓人能夠以正面心態看待自己，增強能力，從而保護自尊。」

我可以理解為什麼這些因應策略會讓女性更為正面，不過這些策略當然也可以適用於男性。我一再強調不要放棄自己的重要性，因為很多人會試圖幫我們放棄自己，所以我們必須保持正面心態、著重於我們還做得到的事情以及還可以參與的活動，並積極找尋解決方案（像是這邊提到的記事本和行事曆），讓那些活動可以成行。這一切能讓人變得更正面。

研究也提到失智女性必須面對家人的負面心態，以及家人的心態和失智症患者自身心態的差異：「受試女性覺得有希望且不會衰退，可以維持原本的生活；但家人則認為未來的不確定性就足以使人恐懼，無法得知失智症會多嚴重讓人害怕。」

我詢問朋友他們的家人好友是否對他們灌輸正面的心態：

「看到我這麼正面、積極擁抱正面風險，我的家人的心態也出現改變。他們現在比較正面，因為他們看到我的人生沒有完蛋，我不會成為負擔。最近我的兒子說他以我為榮。他原本對於我罹患失智症態度很負面，不喜歡我搭火車到處跑，因為他覺得我是病人，應該待在家裡。可是昨天他對我說：『媽，妳真的讓我很驕傲。妳還是繼續做妳想做的事，維持獨立的生活。』人打從出生那一刻起就必須面對各種風險，我不會讓失智症定義我的人生，我的家人現在也能理解，如果他們不讓我繼續做失智前我會做的那些事，失智症才真的會吞噬我的人生。」

「我的丈夫一直很優秀，他讓我繼續做我想做的事，從不會對我說：『妳不能做那種事。』真的很棒。我狀況不好的時候偶爾也會希望他直接幫我就好，不過我還是會想辦法自己解決。我從不休息，總是東跑西跑，而我老公不會管我，總是讓我做我想做的事，對此我很感激，因為我在病友團體裡看過有些人會直接接管一切，不讓失智的另一半做任何事，甚至不讓他們說話，可是我們需要維持原本的生活。」

「只要一提到我有阿茲海默症，大家的反應就很負面。現在我們如果遇到認識的人，對方說：『喔，真的好久不見。』然後我聊了一下才會說：『我得了阿茲海默症。』對方會倒抽一口氣，我會在他回應之前搶先開口：『沒事，不用感到抱歉，我過得很好。』因為我覺得自己現在過得不錯，我在做我想做的事、我喜歡的事。」

病友相互扶持

我還記得第一次參與約克的「心智與聲音」的情形。「心智與聲音」是一個地區性失智症互助團體，我記得自己猶豫要不要去，畢竟我不是很喜歡團體活動，一直都如此。可是某種渴望讓這個團體吸引了我的注意：我需要看見和聽見與我面臨同樣狀況的人，需要知道我並不孤單。之前我在「世界的女性」（Women of the World）論壇聽了艾格妮絲．休士頓講述病友相互扶持的威力，所以後來我還是帶著既期待又害怕受傷害的心情去了。

我印象最深刻的部分是那種平靜感，在座位上放鬆，終於覺得自己找到朋友，周圍都是理解我並且不會評斷我的人，如同我也不會評斷他們，我們可以「存在」就好。

過了六年，我現在每次出席聚會時還是有同樣的感受。「心智與聲音」讓我交到很多朋友，每次見面都會像多年老友那樣打招呼，這些人是我們的第二個家，像是我和喬治感情好到以兄妹相稱。

失智症讓我們認識了彼此。我們當中有很多人發現之前的好友在失智後便從人生中消失了。儘管我們幾乎完全不了解彼此的過去（反正就算聽過應該也記不住細節），但是我們都有失智症，光是這一點就足以立刻建立連結。

認識其他失智症患者改變了我看待這個疾病的心態，我問了朋友認識病友對他們有什麼意義：

「我和認識的病友在失智後仍然過得很精彩，我們只是失智症人口的一小部分，世界上還有好多人可能永遠不會像我們這麼積極正面，因為他們從沒見過我們、沒見過其他病友。他們的家人或伴侶對整件事的態度可能很負面。聽說有些人失智後被關在家裡，因為他們的另一半不想讓外人看到他們。聽說有些病友的朋友不再登門拜訪，因為那些朋友不想讓病友現在的模樣破壞心中原有的美好印象。世界上有很多人提供支持鼓勵，可是有好多人一直沒有獲得認識病友這種寶貴的經驗。」

「我在確診後覺得很孤獨，因為當時我不知道有互助團體，我根本不知道要去哪裡求助。我覺得阿茲海默症社群（Alzheimer's Society）接待我的那位小姐很瞧不起人，她說話時把我當小孩：『哎呀，妳表現得好棒，妳今天看起來真美。』那不是我需要的，我需要的是有人為我指點方向。找到在地的互助團體是一個轉捩點，團體中有個男人對於罹患失智症適應良好，而且他已經確診一段日子了。我第一次參與團體聚會時好像很害怕，我不知道會是什麼情形，也不知道那些人會是什麼樣子，因為我從來沒見過和我同齡的失智症患者。可是團體裡有比我年長很多的病友，也有和我同齡的病友，我突然感覺沒那麼孤單了。」

「我找到了一堆照常過活且相互支持、對話的病友，這就是我們教育自己的方式。認識這麼多正面的人成為我人生的轉捩點，因為我們現在都不會去想負面的事情。」

「其他人和你互動的方式可以改變你對於確診的感受。」

「認識其他病友之前，你會覺得在這個一切都正常的世界中，只有你不正常。我知道很多人剛確診的那幾個月會感到傷心絕望、不知所措，有時可能會出現自殺念頭，而且有些人一直走不出來。可是認識其他病友，交這些新朋友可以讓人生再次充滿活力。我們就是我們，我們不奇怪，而且我們沒有被忽略。」

「專業人士散發各種負面氛圍，失智病友則散發出正面氛圍。我比較喜歡積極擁抱風險，就算死掉也死得開心。」

史考特的研究也提到互助團體的優點：「相關研究發現，失智症互助團體可能可以改善憂鬱症狀、提升生活品質與病友自尊。這些團體讓參與者有機會展現他們仍然保有的能力，並在充滿支持的環境中表達恐懼和情感。」

每個互助團體當然都有自己的特色，所以可能需要花點心力找到最適合你的那一個。不過研究發現：「鼓勵失智症患者參與這種團體可以提升他們的自我認同，進而提升身心健康。從更廣泛的視角來看，我們也應盡力洗刷失智症的污名，讓失智症患者不會因為害怕被社會拒絕，而費力調整或隱藏症狀表現。」

理想的狀況下根本不需要這些小眾團體，這些病友互助團體會存在，完全是因為社會不願意做出能讓我們融入的調整。如果一般的藝術團體就能滿足需求，哪裡需要為有失智症的人另外創立藝術團體？我記得我曾參加過合唱團，我很喜歡跟大家一起唱歌，可是後來我被迫離開，因為負責人拒絕讓我拿著寫了歌詞的小抄上台。

也許未來我們將能向任何人公開談論我們的病情，可是在那個理想實現前，病友團體為失智症患者提供了最安全、最放鬆且不會遭受批評的環境，通常也能讓我們開心大笑。

我們理解、信任、不批評，我們分享、關心，並支持彼此熬過失智症帶來的任何考驗。也許我們可以讓大家學會簡單的一課，那就是接納和理解彼此是可能的，如果我們這些罹患複雜腦部疾病的人可以理解這一點，其他人應該也不難做到。

我坐在家庭醫師面前，手裡拿著一張需要她簽名的表格。

「我想請妳幫個忙。」我說。

她抬頭看我，臉上充滿困惑。

「有件事需要妳同意。」

我將那張紙推到她面前，她皺著眉打開來看。

「妳要去跳傘？」她終於開口。

幾個月後的早晨，我睜開眼睛，臉上浮現興奮的笑容。我屏住呼吸，認真聽窗戶有沒有被風吹得嘎拉作響，是否有任何跡象顯示今天不能飛，必須再次延期。我只聽到鳥兒的鳴叫。這是好預兆，特別是今天我也會在天空中翱翔。

我在幾個月前看到了慈善團體英國早發性失智協會（YoungDementia UK）的廣告。我一直都有參與他們的活動，今年他們想透過跳傘活動募款。也許他們原本想招募的對象是失智症患者的親人或照顧者，不過我有體力又很健康，而且誰說有失智症的人不能跳傘？

開車前往機場的路上，面前晴空萬里。我本來不確定我的醫師願意在醫療免責聲明上簽字，但我知道我必須獲得她的允許，主辦單位才有可能讓我參加。我很幸運，我的第一本書讓她對失智症徹底改觀，所以我請她簽名時，她只是翻了個白眼，搖搖頭表示無奈，然後帶著一抹笑意簽下大名。

看到機場的路標時，我想起了上次來這裡是為了玩滑翔翼。教練在起飛前把我的兩個女兒拉到一旁，問她們我是不是真的要飛。我努力告訴自己不要介意，我知道那種懷疑態度也是我應該寫書的理由之一，所以我寫了——當然是等我回到地面之後。

快要下閘道時，車子開始多了起來。我看了一眼導航系統，上面顯示我們會在十分鐘內抵達，可是我不知道它是否考量到了塞車的情況。潔瑪一定是注意到了我的焦慮，她知道我總是擔心會遲到。

「妳擔心塞車遲到卻不擔心從飛機上跳下來？」她笑我。

每次我跟別人提起這個最新的瘋狂計畫，對方總會定格，然後逐漸露出不可置信的表情。這時我總覺得需要緩和氣氛，讓他們放心，所以我會提醒他們，我從一萬英尺高空跳下來時會和別人綁在一起，所以不必擔心我會忘記打開降落傘。

「所以我可以放輕鬆，好好享受就好。」我聳聳肩。

他們好像沒被說服。

我不知道為什麼大家那麼害怕風險。無論有沒有失智症，我的生活品質跟其他人一樣重要，我希望人生能充滿各種體驗和冒險，為什麼不呢？

潔瑪就在我旁邊，笑我怕遲到卻不怕成為自由落體。我知道她絕對不可能從飛機跳下來，可是她的支持和鼓勵讓我可以毫無顧慮地去做。我的兩個女兒一直都很支持我做各種事，不斷鼓勵我，雖然她們一開始聽到我的想法時也會感到震驚害怕。她們和我一樣學會放下擔憂，讓我好好享受生活，對於這一點我會感激一輩子。

我們終於下了閘道，一路開進機場。那裡的人向我介紹了其他要跳傘的人，還有要填寫的表格。沒人提到失智症，就連我們一邊喝茶一邊看著其他降落傘從雲朵間落下時也是。

終於叫到我的名字了。我又抱了潔瑪一下，然後就去上課了。不意外地，整個訓練過程對我來說可笑極了。教練給了一堆指令，說了一長串「必做」的事，還有更長串「絕不能做」的事。我只記了一個：落地時一定要把腿舉起來。就這樣吧。

我一直說笑話，好讓其他人感到安心，特別是那位當天早上才得知家人幫她報名了跳傘活動作為五十歲大壽「驚喜」的女人。

我旁邊站了一個年輕女生，她也要為了募款活動跳傘。負責拍攝的兩位攝影師禮貌地和我們閒聊。我提到這次我是為了英國早發性失智協會而跳。

「因為我有失智症。」我對他們說。

他們聽到了，可是眼睛眨都沒眨，畢竟他們和我有同樣的心態：我們是為了追求樂趣從飛機上跳下來的人、渴望冒險的人，我知道他們不會覺得我是負擔。

我的跳傘服就放在面前，可是我看不懂到底要怎麼穿。突然間，一個穿了一身粉紅的壯碩男人大步朝我走來。

「來吧，我幫妳穿上這奇怪的玩意。」他冷靜地說，他的聲音和體格讓我覺得完全對不起來。「這會是難以忘懷的一天。」

我不想多說什麼。

從那之後我就稱他為粉紅男，我心中毫無恐懼，全心信任他會帶我飛上雲端，再帶我安全地回到地面。走向飛機時，所有人都看著我。有一群人圍在潔瑪旁邊，他們看看她，又看看我，眼神充滿擔心，好像在說：「她應該做這種事嗎？」

我又給了她一個擁抱，為了再讓她安心，對她說：「我好興奮！」

紅藍相間的跳傘服超厚重，我像企鵝一樣搖搖晃晃地走向飛機。走到飛機旁邊後，兩個男人合力把我拉進去。我驚訝地發現裡面空蕩蕩的，沒有座位，大家待會要直接坐在地上。其他跳傘者也上了飛機，很快地，飛機開始在跑道上加速。隨著飛機攀升，引擎的聲音大到讓我的耳朵受不了。我用窗外的海岸美景讓自己分心，粉紅男則在一旁解說我們在高空可以看到什麼景色：北邊是法利（Filey）、弗蘭伯勒角（Flamborough Head）、斯卡布羅（Scarborough），一直到羅賓漢灣（Robin Hood's Bay）；隨著飛機往南方攀升，我最愛的亨伯橋（Humber Bridge）出現在眼前。

過了大約二十分鐘，提示聲響起，我們已經上升到一萬英尺高空，跳傘時間到了。粉紅男將我和他緊緊扣在一起，然後和我一起拖著腳步走到開啟的艙門旁邊。

一陣冰冷空氣迎面襲來，讓我無法呼吸。「頭往後仰，頭往後仰！」他在我耳邊重複大吼。

然後我們一躍而下。

我漂浮在空中，陸地在下面，粉紅男像龜殼一樣綁在我的背上。我們比鳥兒還要高。

我們墜落……越來越快……越來越低……準確來說，是時速一百三十英里那麼快。我們是朝地面飛去的自由落體，我在笑，笑得比什麼時候都還要開心。如果這不是自由，那我還真不知道什麼是自由。在空中，這裡沒有失智症；在空中，那種病沒有占據我的大腦。我自由自在地飛翔，脫離所有世間的束縛。

粉紅色降落傘突然一扯讓我嚇了一跳，隨著上方的降落傘打開減速，我感受到一股平靜，一種靜止的感覺。雲朵和我們作伴，地面是完成的拼圖。

有人在我耳邊說：「想做一些特技和旋轉嗎？」

我聽到自己回答：「要！」

我們在空中飛來飛去，轉來轉去。一開始我緊閉雙眼，害怕眼球會飛出去，等到適應了以後，我又睜開雙眼，看著世界旋轉而開心尖叫。

我們恢復成直立的姿勢。人在高空時，感覺下降的速度好慢，隨著地面越來越接近（正在揮手的潔瑪看起來只是一個小黑點），我才發現我們移動的速度十分驚人。

「腿抬起來。」粉紅男在我耳邊大喊，我們越來越接近觀眾區了，可是我以為降落區在樹林後方，因此感到困惑。

「腿抬起來。」他又說一遍。

我已經因為過度興奮用盡力氣。我感覺得到臉上的笑容還沒有消失，好像臉已經被風吹到定型了一樣，可是我已經沒有力氣抬腿了。然後我聽到地面的人大叫。

「溫蒂，腿抬起來！」

粉紅男一定發現了我沒有力氣，趕緊讓我們像鴨子落水一樣落地，我在他腳邊跌成一團。

「我害我們錯過降落區了嗎？」我問。

「沒有，」他回答。「我們必須讓大家看到妳做得到。」

他抱了我一下，然後幫我解開所有扣環。兩個男人攙扶我走回機棚，裡面的觀眾以掌聲和歡呼聲熱烈迎接我，然後我脫掉了跳傘服。

我給了潔瑪一個大大的擁抱，然後有位觀眾打斷了我們。他知道我是為了募款而跳，從皮夾拿出一張二十英鎊鈔票給我。

「太厲害了，做得好。」他對我說，一邊把鈔票拿給我。

他是不是一開始也覺得我做不到？誰知道？在那個當下，我根本就不在乎。

如果其他人說什麼我都聽從，我絕對不可能從飛機跳下來。有大半的事情我將永遠不會嘗試，因為大家總說有失智症的人不可能做到。

回到地面的我仍然興奮無比，心中已經開始規劃下一個冒險。為什麼要停止冒險？

感官

● Collins, Lindsey, *Understanding the Eating and Drinking Experiences of People Living with Dementia and Dysphagia in Care Homes: A qualitative study of the multiple perspectives of the person, their family, care home staff and Speech and Language Therapists* (PhD Thesis), University of Bradford, 2020.

● Morgan-Jones, Peter, Maggie Beer, Emily Colombage, Danielle McIntosh and Prudence Ellis, *Don't Give Me Eggs That Bounce: 118 Cracking Recipes For People With Alzheimer's*, HammondCare Media, 2014.

● Morgan-Jones, Peter, Lisa Greedy, Prudence Ellis and Danielle McIntosh, *It's All About The Food, Not The Fork!: 107 Easy To Eat Meals in a Mouthful*, HammondCare Media, 2016.

● Morgan-Jones, Peter, Rod MacLeod, Prudence Ellis and Jessica Lynch, *Lobster for Josino: Fabulous Food for Our Final Days*, HammondCare Media, 2018.

● Hanaoka, Hideaki, et al., 'Effects of Olfactory Stimulation On Reminiscence Practice in Community-Dwelling Elderly Individuals', *Psychogeriatrics*, vol. 18, issue 4, 26 July 2018, pp. 283–91.

● Glachet, Ophélie, et al., 'Smell Your Memories: Positive Effect of Odour Exposure on Recent and Remote Autobiographical Memories in Alzheimer's Disease', *Journal of Clinical and Experimental Neuropsychology*, 41 (6), August 2019, pp. 555–64.

● Glachet, Ophélie, et al., 'Smell Your Self: Olfactory Stimulation Improves Self-Concept in Alzheimer's Disease', *Neuropsychological Rehabilitation*, 20 October 2020.

● Moyle, Wendy, 'Exploring the Effect of Foot Massage on Agitated Behaviours in Older People With Dementia: A Pilot Study', *Australasian Journal on*

Ageing, vol. 30, issue 3, 26 April 2011, pp. 159–61.

▶ 關係

- Parveen, Sahdia, et al., 'Involving minority ethnic communities and diverse experts by experience in dementia research: The Caregiving HOPE Study', *Dementia (London)*, November 2018, 17 (8), pp. 990–1000.
- Odzakovic, Elzana, et al., *'It's Our Pleasure, We Count Cars Here': an exploration of the 'neighbourhood-based connections' for people living alone with dementia*, Cambridge University Press, 2019.

▶ 溝通

- Gerritsen, D. et al., 'Ethical Implications of the Perception and Portrayal of Dementia', *Dementia (London)*, July 2018, 17 (5), pp. 596–608. First published 2016.

- Talbot, Catherine V., et al., ‘How People With Dementia Use Twitter: A Qualitative Analysis’, *Computers in Human Behaviour*, vol. 102, January 2020, pp. 112–19.

▶ 環境

- Odzakovic, Elzana, et al.,‘“Overjoyed That I Can Go Outside”: Using walking interviews to learn about the lived experience and meaning of neighbour for people living with dementia’, *Dementia*, vol. 19, 12 December 2018, pp. 2199–2219.
- *Global Age-Friendly Cities: A Guide*, World Health Organization, 2007 .
- *Dementia Friendly Communities: Global Developments*, Alzheimer’s Disease International, second edition, 2017.
- Easton, Tiffany and Julie Ratcliffe, ‘The Economics of Design’ in *Design, Dignity, Dementia: Dementia-related design and the built environment*, World Alzheimer Report, vol. 1, Alzheimer’s Disease International, 2020.

- Quirke, Martin, et al.,'Citizen Audits: Developing a participatory, place-based approach to dementia-enabling neighbourhoods' in *Design, Dignity, Dementia: Dementia-related design and the built environment*, World Alzheimer Report, vol. 1, Alzheimer's Disease International, 2020.
- Odzakovic, Elzana, et al., *'It's Our Pleasure, We Count Cars Here': an exploration of the 'neighbourhood-based connections' for people living alone with dementia*, Cambridge University Press, 2019.
- Osborne, Ash, 'Home Modifications to Support People Living with Dementia' in *Design, Dignity, Dementia: Dementia-related design and the built environment*, World Alzheimer Report, vol. 1, Alzheimer's Disease International, 2020.
- Harrison, Stephanie, and Richard Fleming, in Design and the built environment for people living with dementia in residential aged care, *Design, Dignity, Dementia: Dementia-related design and the built environment*, World

Alzheimer Report, vol. 1, Alzheimer's Disease International, 2020.

▶ 情緒

- Mills, Marie, *Narrative Identity and Dementia: A Study of Emotion and Narrative in Older People with Dementia*, Cambridge University Press, 1997.
- Berry, Charlotte, *Exploring the Experience of Living with Young Onset Dementia* (doctoral thesis), University of Leeds, 2017.
- Kessler, Eva-Marie, et al., 'Dementia Worry: A Psychological Examination of an Unexplored Phenomenon', *European Journal of Ageing*, 9 (4), 22 September 2012 pp. 275–84.

▶ 態度

- Clare, Linda, et al., 'Perceptions of Change Over Time in Early-Stage Alzheimer's Disease', *Dementia*, vol. 4, issue 4, 2005, pp. 487–520.

- Clare, Linda, 'We'll Fight it as Long as We Can: Coping with the Onset of Alzheimer's Disease', *Aging & Mental Health*, 6 (2), May 2002, pp. 139–48.
- Wolverson, Emma, et al., 'Naming and Framing the Behavioural and Psychological Symptoms of Dementia', *OBM Geriatrics*, vol. 3, issue 4, 2019.
- Clare, Linda, 'Managing Threats to Self: Awareness of Early Stage Alzheimer's Disease', *Social Science & Medicine*, 57 (6), September 2003, pp. 1017–29.
- Mills, Marie, *Narrative Identity and Dementia: A Study of Emotion and Narrative in Older People with Dementia*, Cambridge University Press, 1997.
- Scott, Hannah, *The Impact of Dementia on the Selfhood and Identity of Women: A Social Constructionist Approach*, Cardiff University, 2020.

罹患失智症容易讓人和灰心失望與自我懷疑相伴，可是我的書示範了人絕對不能放棄自己，因為其他人會為你那樣做。

在這本書裡，我的第二本書（七年前誰能想到我竟然會打出這幾個字），我有好多人需要感謝，他們提供了大量支持和鼓勵。

感謝我的合作夥伴兼朋友安娜・沃頓（Anna Wharton），我們在第一本書就合作過，好險她覺得合作還算愉快，同意再和我合作一次。

感謝羅伯特・卡斯基（Robert Caskie）的大力支持。我也要大大感謝艾力克斯・克施鮑姆（Alexis Kirschbaum）相信我第二次，還要感謝布盧姆茨伯里出版社（Bloomsbury Publishing）的潔絲敏・霍希（Jasmine Horsey）、莎拉・

魯迪克（Sarah Ruddick）、凱特・奎瑞（Kate Quarry）、史蒂芬妮・拉斯朋（Stephanie Rathbone）、強尼・卡沃德（Jonny Coward）、亞庫婭・博瓦添（Akua Boateng）。特別感謝大衛・曼恩（David Mann）再次為我的書做出完美的封面。

謝謝書中提到的所有研究人員，他們選擇投身研究，試圖找出最能和失智症共存的生活方式、最好的照護方式，還有照顧無法自理的人最好的方式。我要特別大大感謝珍・歐耶波德博士，我寄了無數封電郵向她求助，她總是耐心地幽默回應。我也要感謝我的好友派特・賽克斯教授（Pat Sikes）和茱莉・克利斯帝博士的協助與支持。

感謝每一位患有失智症的朋友，特別是我的三位好友，蓋爾、喬治和朵莉，沒有他們我不可能完成這本書，在我心中你們是最棒的。我還要感謝失智創新協會（Innovations in Dementia），他們的努力讓我們能夠向世界示範我們可以做到，感激不盡。

最後我要感謝的對象變成五位了。感謝我的生命中最重要的人，莎拉、潔瑪和史都華，若不是他們那麼體諒我、那麼愛我、願意和我一起走過失智人生，我應該會陷入孤單的深淵。我還要感謝比利和梅林提供毛茸茸的擁抱、無條件的愛和笑聲。

歡迎閱讀我的部落格文章：

追蹤我的各種冒險：www.whichmeamitoday.wordpress.com

或者追蹤我的推特：@WendyPMitchell

Ciel

失智症患者想告訴你的事

從感官、環境到情緒，我與失智症共處的日常

What I Wish People Knew About Dementia: From Someone Who Knows

作　　者 — 溫蒂・蜜雪兒（Wendy Mitchell）
譯　　者 — 楊雅筑
發 行 人 — 王春申
選書顧問 — 陳建守
總 編 輯 — 張曉蕊
責任編輯 — 陳怡潔
封面設計 — 萬勝安
內頁設計 — 林曉涵
版　　權 — 翁靜如
營 業 部 — 劉艾琳、張家舜、謝宜華、王建棠
出版發行 — 臺灣商務印書館股份有限公司
23141 新北市新店區民權路 108-3 號 5 樓（同門市地址）
電話：(02)8667-3712
傳真：(02)8667-3709
讀者服務專線：0800056193
郵撥：0000165-1
E-mail：ecptw@cptw.com.tw
網路書店網址：www.cptw.com.tw
Facebook：facebook.com.tw/ecptw

局版北市業字第 993 號
初　　版 — 2023 年 5 月
印 刷 廠 — 鴻霖印刷傳媒股份有限公司
定　　價 — 新台幣 420 元

法律顧問 — 何一芃律師事務所

國家圖書館出版品預行編目（CIP）資料

失智症患者想告訴你的事：從感官、環境到情緒,我與失智症共處的日常/溫蒂.蜜雪兒(Wendy Mitchell)著；楊雅筑譯. -- 初版. -- 新北市：臺灣商務印書館股份有限公司, 2023.05
面；公分. -- (Ciel)
譯自：What I wish people knew about dementia : from someone who knows
ISBN 978-957-05-3494-8(平裝)
1.CST: 失智症 2.CST: 健康照護 3.CST: 通俗作品
415.934　　112005023